MÉMOIRE

ADRESSÉ A M. LE PRÉFET DE LA CHARENTE,

SUR

L'ÉPIDÉMIE DE VARIOLE GRAVE

QUI A FRAPPÉ LA COMMUNE DE NERSAC

DANS LES ANNÉES 1848—1849

SUIVI

D'UN AUTRE MÉMOIRE

SUR LES

POLYPES DU RECTUM DANS L'ENFANCE

Par le docteur GIGON

Médecin vaccinateur de la ville et du canton d'Angoulème,
Membre de la Société de Médecine de Poitiers,
Secrétaire du Conseil de salubrité du département de la Charente.

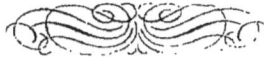

ANGOULÊME

IMPRIMERIE DE J. LEFRAISE ET Cie, 6, RUE DU MARCHÉ.

1849

MÉMOIRE

SUR

L'ÉPIDÉMIE DE VARIOLE GRAVE

QUI A FRAPPÉ LA COMMUNE DE NERSAC

DANS LES ANNÉES 1848—1849

Adressé à M. le Préfet de la Charente

SUIVI

D'UN AUTRE MÉMOIRE

SUR LES

POLYPES DU RECTUM DANS L'ENFANCE

Par le docteur GIGON

Médecin vaccinateur de la ville et du canton d'Angoulême,
Membre de la Société de Médecine de Poitiers,
Secrétaire du Conseil de salubrité du département de la Charente.

> Quand la découverte de la vaccine serait la seule que la médecine
> eût obtenue dans la période actuelle, elle suffirait pour illustrer à ja-
> mais notre époque dans l'histoire des sciences, comme pour immor-
> taliser le nom de Jenner.
>
> CUVIER.

ANGOULÊME

IMPRIMERIE DE J. LEFRAISE ET Cie, 6, RUE DU MARCHÉ.

1849

AVANT-PROPOS.

J'ai déjà dit et expliqué ailleurs, qu'il me paraissait d'une haute importance de conserver l'histoire des épidémies graves qui, de temps à autre, viennent ravager les populations ; cela me paraît surtout nécessaire lorsqu'il s'agit d'épidémies de varioles, puisque le médecin qui combat la maladie, porte toujours dans sa main un préservatif certain : la vaccine, et qu'il peut montrer à tous les yeux la différence qui existe dans les ravages de la maladie chez ceux qui ont recours à l'inoculation salutaire, et chez ceux qui la méprisent ou la négligent.

Ce serait une erreur bien grave de supposer que les services rendus à l'humanité par la vaccine, lui ont à jamais acquis la reconnaissance et l'assentiment des hommes. *La vérité,* a dit Montaigne, *est un coin qu'il faut faire pénétrer par le gros bout.* — Ne nous étonnons pas des résistances que la vaccine rencontre encore aujourd'hui, des sophismes par lesquels on cherche à obscurcir ses bienfaits. Je me propose, au reste, de revenir sur ce sujet à la fin de ce mémoire, et puisqu'on a cherché à donner un certain retentissement à de nouvelles attaques devant le premier corps savant de la France (1), il me paraît indispensable que ceux qui admirent la découverte de Jenner, qui ont constaté si souvent sa puissance, rassemblent leurs efforts, chacun dans les faibles limites de leur expérience et de leurs méditations, pour faire triompher la cause de la vérité. Cela est rendu plus nécessaire encore à notre époque où l'interprétation erronée des faits de variole après vaccine, a jeté quelque inquiétude, quelque désenchantement dans les esprits.

Je saisis cette occasion pour remercier la Société d'Agriculture de l'empressement bienveillant qu'elle met à donner asile dans ses *Annales* aux publications de ce genre, quoiqu'en dehors de ses travaux les plus habituel; déjà, en 1843, elle a permis l'insertion de mon mémoire sur la Suette miliaire (2); à des époques antérieures, elle a également publié des travaux sur différentes épidémies (3) qui ont régné dans le pays. Elle sert donc doublement la société, en faisant progresser l'agriculture qui nourrit les hommes, et en propageant des idées saines sur la médecine qui les guérit.

---

(1) *Voir*, dans les comptes-rendus de l'Institut, le Mémoire de M. Carnot, officier d'artillerie, contre la vaccine, et la réponse de M. Charles Dupin.

(2) *Annales de la Société d'Agriculture*, tome xxv, page 20.

(3) Voyez notamment *Mémoire sur une maladie grave produite par l'usage alimentaire de certaines plantes légumineuses dans les communes de Vervant, Xambes, Coulonges, Villognon*, par M. Cheneusac, médecin en chef des hospices d'Angoulème, tome ii, p. 275, année 1820.

MÉMOIRE

ADRESSÉ A M. LE PRÉFET DE LA CHARENTE (1),

SUR

L'ÉPIDÉMIE DE VARIOLE GRAVE

QUI A FRAPPÉ LA COMMUNE DE NERSAC.

———◆———

MONSIEUR LE PRÉFET,

Dans le premier rapport que je vous adressais, il y a quelque temps, au sujet de l'épidémie grave de variole qui a frappé la commune de Nersac, je vous annonçais qu'aussitôt la cessation de la maladie, je vous présenterais une description complète des circonstances intéressantes qui l'ont accompagnée; je viens aujourd'hui accomplir cette promesse; ce sera le dernier terme de la mission que vous m'aviez confiée, d'observer et soigner cette maladie, mission dont je me suis acquitté avec tout le zèle et le dévouement dont je suis capable.

La maladie a complètement cessé depuis la fin de mars, c'est-à-dire depuis deux mois. Elle avait commencé le 3 novembre, elle a duré en tout cinq mois (2). Pendant ce temps, 91 cas se sont déclarés, répartis comme il suit :

---

(1) M. Rivière.
(2) Du 3 novembre 1848 à la fin de mars 1849.

En novembre, 3 cas; — en décembre, 25; — en janvier, 31; — en février, 18; — en mars, 11.

Les mois de décembre et de janvier sont ceux qui ont fourni le plus de cas. Chaque mois a lui-même présenté des variations notables: ainsi, du 7 au 10 décembre, huit cas se déclarent, puis un seul les jours suivants; du 23 au 28 janvier, il n'y en a aucun, et du 28 au 30, il y en a 10; du 8 au 15 février, aucun cas; du 15 au 20, cinq nouveaux; du 27 février au 9 mars, aucun cas; du 9 au 12 mars, 8 cas.

Cette intermittence dans l'évolution de la maladie, a souvent fait croire à sa cessation, puis on la voyait reprendre avec une nouvelle intensité. Nous nous sommes demandé si quelque cause n'avait pas contribué aux différentes recrudescences que nous observions, et nous croyons l'avoir trouvée dans certaines conditions atmosphériques. — Ainsi les mois de décembre et de janvier ont été en général chauds et humides, accompagnés de vents du sud et du sud-ouest; eh bien! on a remarqué, non-seulement les hommes de l'art, mais encore les autres habitants de Nersac, que constamment ces phénomènes météorologiques ont considérablement influé sur la marche de la maladie (1). Lorsqu'à plusieurs reprises le vent était nord-est, que l'atmosphère se nettoyait, on voyait les cas de maladie moins fréquents. Lorsque tout-à-coup l'atmosphère était chaude, électrique, les vents de sud, les cas se multipliaient. Ces circonstances ont précédé

(1) La même chose a été signalée dans beaucoup d'autres épidémies, notamment dans la suette miliaire, par M. Rayer, par nous et par les observateurs de Poitiers.

les recrudescences du 7 décembre, du 28 janvier, du 15 février.

Nous avons dit que la maladie avait en tout frappé 91 personnes, quatre appartenant à la commune de Sireuil; il y a eu 87 cas dans celle de Nersac; comme la population totale de cette commune est de 1,244 habitants, la proportion des malades à la population totale a été comme 1 est à 14 1/4.

Ce chiffre, envisagé d'une manière générale, ne paraît pas très fort; mais malheureusement la maladie n'a pas frappé la population par égale proportion dans tous les villages. Déjà, dans notre précédent rapport, nous avons dit que le bourg avait été le plus cruellement atteint, et nous attribuions une partie de cette désolante prédilection à certaines conditions topographiques. On va voir que les chiffres viennent corroborer notre première assertion.

Le bourg de Nersac renferme 490 personnes; sur ce nombre, 65 ont été frappées de l'épidémie, ce qui donne la proportion énorme de 1 sur 7 1/2. Tous les villages réunis n'ont eu qu'une vingtaine de cas, la plupart contractés par des ouvriers travaillant au bourg, d'où ils l'apportaient chez eux. Et cependant, chose remarquable, la maladie ne se propageait point dans ces villages; elle s'épuisait, pour ainsi dire, sur le sujet qui en était atteint. Beaucoup de villages n'en ont pas eu un seul cas, bien que plusieurs de leurs habitants eussent des rapports journaliers pour le travail avec le bourg.

Nous sommes donc autorisé à affirmer de nouveau que la position topographique du bourg, situé au bas d'une ceinture demi-circulaire de coteaux, entre deux rivières, exposé aux vents du sud et d'ouest seulement, sans issue, sans ventilation complète, par conséquent, était une des conditions qui ont le plus contribué à y concentrer la maladie. Je dis que c'est une des conditions, mais non la seule : on verra qu'une autre cause, la profession, paraît aussi avoir exercé une assez grande influence. Les villages, au contraire, plus heureusement placés, ventilés en tout sens par les effluves atmosphériques, en ont été beaucoup moins sensiblement affectés.

J'avais pensé d'abord que les conditions d'habitation, d'entassement dans les maisons, avaient pu jouer un certain rôle; mais l'examen des faits m'a bientôt démontré le contraire. Ainsi le bourg compte 139 maisons et 490 habitants, ou 3,5 par maison ; tous les villages réunis comptent 754 habitants et 200 maisons, ce qui donne une moyenne de 3,7 par habitation. Ces moyennes sont sensiblement les mêmes; elles ne peuvent rien ajouter pour ou contre.

Professions. — Au moment où je fus appelé pour observer et soigner la maladie, je fus frappé d'une circonstance extraordinaire. Je remarquai que tous ou presque tous les malades appartenaient à ceux qui s'occupent à travailler la laine; dès lors je fis quelques recherches sur ce sujet. Je vais les consigner ici.

La commune de Nersac est à la fois agricole et manufacturière. La plupart des agriculteurs occupent les différents villages ou hameaux au nombre de dix-neuf. Le bourg, en grande majorité, est occupé par les ouvriers; cependant quelques villages les plus rapprochés du chef-lieu de la commune, fournissent, eux aussi, un certain contingent d'ouvriers des deux sexes, qui descendent chaque jour au bourg pour prendre part aux travaux des manufactures. Le village de Pombreton, entr'autres, renferme bon nombre d'ateliers et d'ouvriers employés aux travaux du lainage.

Deux industries seulement occupent toute la population ouvrière de Nersac : 1° la fabrication du papier; 2° la fabrication de différentes étoffes de laine, telles que serges, droguets, flôtres à papier.

La fabrique à papier ne comporte qu'un vaste établissement sous l'habile direction de MM. Laroche-Joubert frères et Dumergue; elle occupe 120 ouvriers, tant hommes que femmes et enfants.

La fabrique de laine est dispersée dans 19 ateliers plus ou moins vastes; elle occupe 200 ouvriers.

La population agricole comprend tout le reste, sauf les ouvriers de différents métiers pour les besoins de la population, tels que cordonniers, charpentiers, menuisiers, tisserands de fil, lingères, etc., qui nécessairement sont en assez petit nombre. On peut donc estimer, au bas mot, à 700 personnes la population agricole. Voici comment chacune des grandes catégories de population a été frappée :

Ouvriers ou fabricants en laine...	200 individus.	41 cas, ou	1 sur 4,8
Ouvriers papetiers....................	120	8	1 sur 15
Agriculteurs........................	700	10	1 sur 70

Si nous éliminons les agriculteurs qui, par leurs conditions d'habitation, d'isolement, de ventilation, ne peuvent pas être rapprochés avec parité des ouvriers, il reste toujours les deux catégories de papetiers et de sergers, qui, par leur aisance, leur lieu d'habitation, qui est le bourg, leur genre d'existence, peuvent être assimilés parfaitement. Eh bien! d'un côté, il y a un cinquième, et de l'autre un quinzième. Évidemment le genre de travail doit avoir une influence sur ce résultat.

Les ouvriers papetiers ont un travail plus propre; ils font de fréquentes ablutions volontaires ou forcées dans la fabrication du papier, qui se fait toute avec de l'eau, en grande partie chargée d'une solution de chlorure de chaux, soit pour les femmes qui sont employées à passer à la main les feuilles de papier blanc, et qui, par cela même, doivent employer beaucoup de précautions de propreté. Les papetiers sont placés dans des ateliers beaucoup plus vastes, imprégnés d'une atmosphère chlorurée. Pour ma part, je suis très convaincu que ces circonstances ont eu beaucoup d'influence sur les résultats si différents de la maladie chez les deux classes d'ouvriers. Sur les huit papetiers, un seul a succombé (une petite fille de 6 ans), tandis qu'il en a été bien autrement pour les autres, ainsi que nous allons le voir tout à l'heure.

Les ouvriers sergers sont distribués dans un plus grand nombre d'ateliers; mais les locaux sont en général moins bien disposés : l'atmosphère est presque toujours encombrée de filaments qui voltigent; les laines sont grasses, quelquefois soumises à la teinture. Au premier coup d'œil, on s'aperçoit que l'ouvrier en laine est moins propre que le papetier, non par le fait de l'homme, mais par le fait de l'état.

D'autre part, les miasmes contagieux ont plus d'attraction pour les laines; ils sont bien plus facilement transmissibles par ces tissus; il semble que le *contagium* s'imprègne dans la laine, et y trouve des conditions de séjour et même de développement, qui ne peuvent se rencontrer dans les papeteries, où, au contraire, ils sont décomposés par les émanations chlorurées. Au reste, cette prédilection des miasmes contagieux pour les laines, est un fait d'expérience connu depuis longtemps. On sait que, dans les lazarets, les précautions sont beaucoup plus minutieuses pour ces derniers objets que pour les autres. Aussi, dans notre épidémie, non seulement les cas ont été beaucoup plus nombreux parmi les sergers, mais aussi ils ont été beaucoup plus graves. Sur vingt-quatre varioles notées très graves, dix-neuf ont été éprouvées par des ouvriers en laine, dont cinq sont morts.

L'*âge* des malades, en général, s'est trouvé réparti ainsi qu'il suit :

De 0 à 10 ans exclusivement		16
De 10 à 20	id.	23
De 20 à 30	id.	24
De 30 à 40	id.	21
De 40 à 50	id.	2
De 50 à 60	id.	1
De 60 à 63	id.	3

On remarquera que le plus grand nombre de varioles a frappé des sujets âgés de 20 à 40 ans; cela tient à une cause double : d'abord, parce qu'un grand nombre d'individus de cet âge n'avaient point été vaccinés, ensuite parce que c'est à cet âge que la vaccine perd une partie de sa puissance préservative; tout à l'heure, au reste, nous allons revenir sur ces considérations.

DE L'INFLUENCE DE LA VACCINE

SUR CETTE ÉPIDÉMIE.

On sait que, pendant longtemps, les médecins ont professé une opinion absolue sur la vertu préservative du vaccin. On admettait à peu près universellement que, quel que fût le nombre de boutons de vaccine bien développés ; qu'il y en eût plusieurs, qu'il y en eût un, le sujet était à tout jamais préservé des atteintes de la contagion variolique. Depuis de nombreuses années pourtant, des doutes s'élevaient contre ces principes, notamment depuis la terrible épidémie de Marseille, en 1821, où l'on avait observé que beaucoup de personnes déjà vaccinées étaient frappées d'une éruption variolique. On chercha d'abord quelques faux-fuyants pour esquiver la vérité ; on supposa que les sujets avaient été mal vaccinés : mais les faits devinrent tellement nombreux qu'il fallut bien se rendre à l'évidence, et admettre cette vérité dure, mais impérieuse : *la vaccine ne préserve pas d'une manière absolue de la variole.* De là sont nées de nouvelles études sur cette dernière maladie, études qui ont prouvé que la plupart des sujets vaccinés, atteints de l'infection variolique, n'avaient point la vraie variole, mais bien une maladie qui, quoique grave, ne doit en être considérée que comme un diminutif : la varioloïde.

Sur nos quatre-vingt-onze sujets, trente-six avaient été vaccinés, ou plus du tiers. Cette proportion est vraiment énorme. Cependant j'ai pris et fait prendre, avec soin, des renseignements près des malades et de leurs parents, et c'est après la constatation des cicatrices vaccinales, ou après avoir écouté la description des boutons, faite par les parents, que nous avons admis la vaccine. Ainsi les erreurs ne peuvent être nombreuses. Nous avons poussé même l'exactitude jusqu'à noter les sujets vaccinés sur lesquels l'inoculation n'a pas réussi.

Ainsi se trouve ici confirmé, comme dans des centaines d'autres épidémies, la vérité que nous avons déjà proclamée : la vaccine n'est pas un préservatif absolu contre la variole.

S'en suit-il qu'il soit indifférent d'avoir recours à cette inoculation ? Loin de nous cette pensée, ainsi que les chiffres suivants vont le prouver :

Sur 36 sujets vaccinés, atteints d'éruption varioli-forme', pas un seul n'a succombé.

Sur 55 sujets qui n'avaient pas été vaccinés, 12 ont péri.

Je pense que l'utilité de la vaccine est prouvée plus éloquemment par les chiffres précédents que par toute espèce de raisonnement. Je sais que, malheureusement, tous les vaccinés n'ont pas joui de la même immunité dans d'autres épidémies; mais partout on a remarqué qu'ils souffraient beaucoup moins des ravages de la variole que les sujets non vaccinés.

Sur nos 36 vaccinés, 5 ont été atteints de cas graves, de vraies varioles; mais nous avons observé également un ancien variolé qui a été atteint, lui aussi, d'une variole grave; les faits de cette nature, très rares en temps ordinaires, se rencontrent communément dans les épidémies. La plupart des autres vaccinés n'ont eu que des varioloïdes moyennes ou même très légères, quelquefois à peine suffisantes pour retenir les malades au lit.

On peut donc proclamer hautement que là aussi la vaccine a manifesté une puissance, sinon absolue, du moins incontestable. Je vais joindre, au reste, un exemple particulier aux généralités qui précèdent.

La famille T....., composée d'industriels dans l'aisance et environnés de l'estime publique, comptait quatre enfants, trois hommes et une femme, tous mariés, tous pères de famille. Aucun des hommes n'avait été vacciné; la sœur et les épouses l'avaient été. L'aîné, âgé de trente-six ans, habitant le bourg de Nersac, fabricant d'étoffes de laine, par conséquent exposé à l'influence épidémique, après avoir séjourné dans la chambre d'une jeune fille gravement frappée par l'épidémie, est atteint, le 18 février 1849, d'une variole confluente, qui bientôt se complique de méningite, et entraîne sa mort. Ses deux frères, plus jeunes que lui de quelques années seulement, s'empressent autour de lui, pour lui prodiguer des soins; ils sont en contact presque continuel avec lui. Les 10 et 11 mars suivant, ils sont, à leur tour, frappés de la même maladie, qui bientôt, chez le cadet, se complique de méningite, et chez le plus jeune, de pustules charbonneuses; tous deux succombent. Ainsi, dans l'espace d'un mois, cette famille était presque exterminée par le fléau.

Chez la sœur, au contraire, chez les femmes ainsi que chez trois belles-sœurs, qui toutes avaient été en contact avec ces malades, mais qui avaient subi l'influence bienfaisante de la vaccine, on vit survenir une éruption légère, à peine ombiliquée, ayant plutôt les traits distinctifs de la varicelle que de la varioloïde ou de la variole; chez aucune la maladie ne fut grave et n'entraîna d'accidents redoutables. Ainsi, côte à côte, il nous a été donné d'observer et de faire observer aux détracteurs de la vaccine, ces douloureuses expériences, qui prouvent à quels dangers on s'expose lorsqu'on néglige de se soumettre aux bienfaits de l'inoculation vaccinale; quelles chances d'éviter la mort quand on y a recours !

Examinons maintenant comment nous devons interpréter ces questions tant controversées, à savoir si ces fréquentes attaques de variole, après vaccine, sont dues ou à la dégénérescence du virus vaccin, ou seulement à ce que ce virus n'a qu'une vertu temporaire. Nous dirons tout d'abord que notre opinion personnelle est que le vaccin n'a qu'une vertu temporaire, et cela, du reste, paraît résulter du tableau ci-dessous :

Il y a eu,

De 0 à 10 ans	16 variolés , dont	1 vacciné.
De 10 à 20	23	6 id.
De 20 à 30	24	17 id.
De 30 à 40	21	11 id.
De 40 à 50	2	1 id.
De 50 à 60	1	0 id.
De 60 à 63	3	0 id.

Pour peu qu'on réfléchisse sur les chiffres de ce tableau, il me semble qu'on est logiquement conduit à admettre le principe que nous défendons. En effet, de 0 âge à 20 ans, il y a 39 malades, 7 seulement sont vaccinés; de 20 à 40 ans, il y a 47 malades et 28 vaccinés. Cette différence tient évidemment à ce que, de 20 à 40 ans, la vaccination est éloignée et ne sert plus d'égide contre le virus variolique; tandis qu'avant 20 ans les bienfaits de la vertu préservatrice existent à un bien plus haut point. Qu'on remarque donc que de 0 âge à 15 ans, il n'y a qu'un cas, chez un enfant de 4 ans, et encore le chirurgien qui l'a soigné a hésité à le classer dans les

éruptions varioliformes, tant elle était légère! Nous avons
voulu, nous, être sévère contre notre propre opinion;
c'est pour cela que nous l'avons admise.

Si les cas de varioles après vaccine tenaient à l'affaiblis-
sement du virus, par suite de transmissions successives,
il s'ensuivrait que les nouveaux vaccinés devraient être
les plus exposés à la contagion; les plus anciens vaccinés,
au contraire, inoculés avec un virus qui se rapprocherait
davantage de la découverte de la vaccine, devraient être
beaucoup mieux garantis; or, c'est justement le contraire qui a lieu : les nouveaux vaccinés, quoique beaucoup plus nombreux que les anciens, soit par leur âge,
soit parce que l'usage de la vaccine est beaucoup plus répandu aujourd'hui, sont cependant, à beaucoup près, les
moins nombreux.

Ainsi, la logique des chiffres nous conduit donc direc-
tement au même résultat que les déductions tirées de notre observation personnelle. Ajoutons que, bien qu'on pré-
tende que le virus soit dégénéré, que les éruptions sont
faibles, pâles, sans aréoles, sans fièvres; nous affirmons,
nous, chargé, depuis onze ans, par l'autorité départe-
mentale, des vaccinations publiques et gratuites de la ville
et du canton d'Angoulême, et qui avons acquis quelque
expérience en cette matière, nous affirmons qu'en temps
chaud, chez les sujets forts, charnus, sanguins, les éruptions vaccinales prennent un beau développement, présentent tous les caractères décrits par les membres du comité central qui, en 1804, s'occupa si habilement, si gé-
néreusement de la propagation de la vaccine en France.
Il y a plus, nous avons vu, à la faculté de médecine de
Paris, une représentation des boutons de vaccine pris sur
nature, au pis de la vache vaccinifère, et nous affirmons

que nos éruptions sont en tout semblables. Chez les sujets pâles, anémiques, et en temps froid, il est vrai que l'éruption est souvent languissante, incomplète; mais il est probable qu'au temps de Jenner il en était de même. Ainsi, nous persévérons à proclamer la vertu temporaire du vaccin, et la nécessité de recourir aux vaccinations entre quinze ou vingt ans.

Comme personne, à Nersac, n'était revacciné, nous n'avons rien à dire à ce sujet, car ici nous ne parlons que des faits qui ressortent de notre observation.

Mortalité. — Complications.

La mortalité, ainsi que nous l'avons dit, a été de douze personnes; comme il y a eu quatre-vingt-onze malades, c'est un mort sur 7,5. Mais comme il y a eu trente-six vaccinés frappés de varioles ou de varioloïdes, et qui étaient, par conséquent, défendus, jusqu'à un certain point, par l'inoculation vaccinale, le nombre des varioles véritables se réduit à cinquante-cinq, ce qui donne alors un mort sur 4,58 variolés. Cette mortalité est loin d'être énorme, lorsqu'on sait que Jurin estime qu'un quatorzième de la population totale du genre humain succombait chaque année de la variole, avant l'inoculation, et qu'un tiers, une moitié et même les trois quarts, comme à Berlin en 1759, étaient frappés de mort dans certaines épidémies.

Cependant la population de Nersac fut frappée d'une grande terreur à la vue de ces décès répétés en si peu de temps; c'est que, depuis l'introduction de la vaccine, les épidémies sont devenues si rares, que beaucoup de personnes n'avaient plus souvenir d'avoir vu un malade suc-

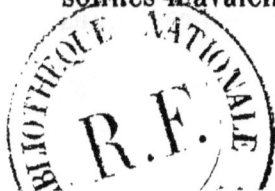

comber à cette maladie ; le souvenir de ses anciens ravages était oublié, et ce qui avait semblé confirmer toute
cette population dans cette fausse sécurité, c'est que
quelques personnes, qui avaient été frappées d'éruptions
varioleuses au printemps précédent, n'avaient eu que des
maladies légères ; beaucoup de personnes non vaccinées
continuaient donc à attendre dans l'indifférence, comme
si elles fussent invulnérables ; mais le fléau revenant avec
plus de fureur, vint frapper à toutes les portes, à tous les
âges, comme pour démontrer une fois de plus qu'il avait
conservé ce vieux pouvoir destructeur, qui a fait la désolation de nos pères, et que, plus heureux, nous pouvons
détruire par l'immortelle découverte de Jenner.

Sur les douze morts, aucun n'était vacciné, ainsi que
nous l'avons dit ; cependant un doute s'est élevé sur la
femme Kesler, la seule qui ait succombé à Sireuil ; mais
il n'a point été constaté *de visu* qu'il existât des cicatrices
au bras ; c'est pour cela que j'ai passé par dessus le
doute.

Il y a six personnes du sexe féminin, six du sexe mas-
culin.

Voici les âges des femmes : 6 ans, 15, 32, 60, 22, 63.

Ages des hommes : 19 mois, 36 ans, 32, 34, 27, 53.

On voit que les ravages de la maladie se sont étendus
à peu près sur tous les âges, depuis 19 mois jusqu'à 63
ans ; ce résultat prouve une fois de plus la vérité du mot
de La Condamine : « Celui-là seul n'a pas eu la petite-vérole, qui n'a pas assez vécu pour l'attendre. » Tous les
âges en sont susceptibles ; il faut donc, quelqu'âge qu'on
ait, avoir recours à la vaccine.

La variole est une maladie qui se complique fréquem-
ment d'accidents graves qui sont les causes prochaines

de la mort ; d'autres fois (et plusieurs fois j'ai observé
ces cas), l'éruption semble marcher à souhait ; rien, dans
l'état du malade, n'indique une complication, et pourtant
la mort survient tout d'un coup. Quelques heures suffi-
sent pour faire périr le malade, et frapper le médecin d'é-
tonnement. C'est dans ces cas surprenants, que je n'ai pu
éclairer par les nécropsies, que les gens du peuple di-
sent que le malade est mort *étouffé par le venin*. En général, il n'en a pas été ainsi à Nersac ; presque toujours
des complications graves sont venues s'ajouter à l'éruption, et ont déterminé la mort.

Voici les renseignements que je trouve dans mes notes
sur les complications.

Deux fois il y a eu de graves entérites avec dyssenterie.

Deux fois il y a eu méningite.

Cinq fois il y a eu complication de pourpre ou de charbon.

Une fois, des hémorrhagies nasales tellement abondantes, qu'elles ont entraîné la mort.

Trois fois il n'y a eu aucune mention spéciale. Ce sont
des cas que je n'ai point observés moi-même, et sur lesquels je n'ai point de renseignements précis.

Mon intention n'est point, comme on pense, de donner une monographie complète de la variole ; je n'entre-
prendrai donc point la description de l'éruption, si bien
faite par une foule d'auteurs, nos devanciers, et notamment par Sydenham et Cullen ; si, dans mon précédent
rapport, j'ai indiqué quelques traits généraux de cette
maladie, c'est pour prouver que j'avais bien eu affaire à
une variole ; je n'y reviendrai donc point : cela serait ab-

solument sans intérêt; je vais dire seulement un mot des complications.

Dans deux cas, les malades (c'étaient les deux sœurs) ont succombé à la dyssenterie. Dans ces deux cas, des douleurs assez vives sont survenues dans l'abdomen, région sous-ombilicale, puis des excrétions fécales nombreuses (quinze, vingt fois par jour), les matières étaient sanguinolentes, souvent comme de la lavure de chair, mêlées à une certaine quantité de matière glaireuse et fort abondante.

L'éruption, dans le deuxième cas, était incomplète et d'un mauvais aspect; la face, au lieu d'être couverte d'une éruption louable, présentait des pustules ou plutôt des taches blanchâtres, irrégulières, formées par la réunion de plusieurs pustules, presque sans élevure au-dessus de la peau, avec quelques points enfoncés, vestiges des ombilics pustulaires; les intervalles de la peau paraissaient extrêmement rouges, comme une brûlure superficielle, produite par la déflagration de la poudre, ainsi que nous l'avons observé plusieurs fois chez des mineurs; et ce qui donnait encore plus de ressemblance avec la brûlure, c'est qu'il survenait des phlyctènes formées par la réunion de plusieurs pustules, qui, au contraire des premières, présentaient une grande élévation. Il survint du délire chez la première; la deuxième tomba le dernier jour dans un état soporeux. La fièvre a été forte constamment.

Toutes deux succombèrent l'une après l'autre le dixième jour de leur maladie (1).

_____

(1) En général, le dixième jour a été le jour fatal, ainsi que Sidenham l'a signalé dans une de ses épidémies, celle de 1667.

J'ai signalé deux cas de cérébrites, également chez deux frères. L'aîné, âgé de 36 ans, homme d'une bonne santé, d'une forte constitution, fut pris d'une variole confluente; l'éruption était belle par tout le corps et très confluente à la face, les pustules se montraient petites, acuminées, sans ombilic; la fièvre était forte, mais sans malignité; le cinquième jour, un délire d'abord fugace et sans persistance se montre; le malade, qui avait déjà vu succomber plusieurs personnes, était très frappé; il se plaint vivement de douleurs de tête; le délire persévère sans pourtant trop de persistance; quand on adresse quelques paroles au malade, il se met facilement en rapport, souvent même il s'y met spontanément; les choses persévèrent ainsi jusqu'au dixième jour, à cinq heures du soir; alors le délire augmente, des convulsions toniques violentes se déclarent dans les membres : la connaissance disparaît; la respiration, le pouls s'effacent. Après avoir duré une heure, ces accidents diminuent pour se renouveler jusqu'à deux heures de la nuit, heure à laquelle le malade expire.

Le cadet, homme petit, assez bien portant, quoique d'une médiocre stature, est pris d'accidents analogues : même fièvre, même délire, d'abord fugace, même éruption acuminée à la face. Il arrive, comme son frère, au dixième jour, puis tombe dans une sorte de *coma vigil*, et succombe sans convulsions.

Ce qu'il y eut ici de particulier, c'est que ce malade fut pris, au début, d'hémorrhagies extrêmement abondantes : on estime à trois livres le sang perdu par le nez; on avait donc tout lieu d'espérer qu'une aussi forte évacuation sanguine chez un sujet de cette constitution, amènerait la cessation des accidents cérébraux. Vain espoir! le délire continue, puis va en augmentant jusqu'au jour fatal.

Les éruptions pourprées ont été les plus nombreuses parmi les complications; constamment elles ont été suivies de mort. Nous les trouvons notées cinq fois; elles ont présenté différents aspects.

Quelquefois la maladie débute d'une manière assez bénigne; puis, au bout de quatre ou cinq jours, on voit survenir des taches abondantes sur plusieurs parties du corps, mais principalement à la face. Ces taches sont noires comme les taches du *purpura hemorrhagica*, sans y ressembler complètement. Dans le *purpura* ou *morbus maculosus*, on voit presque toujours la maladie débuter par des points rouges tout-à-fait semblables aux piqûres de puces; ici ce sont des plaques noires de différentes grandeurs; à la face comme des lentilles, sur le corps elles acquièrent des dimensions beaucoup plus fortes, de formes diverses, équivalant à une pièce de 5 fr. en étendue, se couvrant quelquefois de phlyctènes; quelquefois l'aréole est noire, et la pustule blafarde, d'un gris terne; constamment les malades sont plongés dans une adynamie considérable. Le pouls devient mou, filiforme; les muqueuses deviennent violacées; quelquefois elles sont le siége d'hémorrhagies passives, et le sujet succombe. Mais le cas le plus grave que nous ayons observé est celui du troisième frère T....., dont nous avons déjà parlé. Nous allons donner une observation abrégée de sa maladie.

M. L. T..... était un homme âgé de trente-deux ans, d'une petite taille, bien pris, d'une bonne santé. Il exploitait à la fois une usine à laine et un moulin à blé. Son habitation était située dans une vaste prairie, sur les bords d'un ruisseau qui fait mouvoir les machines de ses usines. Il n'y a nulle part de marécages, mais beaucoup d'humidité, en raison de la double proximité du fleuve la Charente et de la petite rivière la Bohême, qui s'y jette à quelques mètres de la maison.

Ce jeune homme, non vacciné, était bien portant, lorsque, le 18 février, son frère aîné tombe malade de la variole, et meurt le 28 du même mois. Pendant ce temps, il lui fait de nombreuses visites, et reste près de lui, le dernier jour, jusqu'à son dernier instant. Du 28 février jusqu'au 8 mars, M. L. T...... reprend ses travaux. Il éprouve néanmoins un peu de malaise général.

Le 8 mars, la fièvre se déclare, avec des vomissements et de violentes douleurs dans la région lombaire ; on reconnaît les signes précurseurs infaillibles de la variole. En effet, le lendemain, la face se couvre de petits points qui annoncent l'éruption. Rien, jusque-là, ne fait soupçonner de gravité ; le pouls est à 90 environ, la peau chaude, la face un peu rouge : point de délire.

Le 11, comme l'éruption était un peu lente, le pouls peu tendu, la langue grise et molle, on administre l'émétique le matin. La peau alors prend plus d'énergie, et, dès le soir, les pustules paraissent plus développées. On place aussi des vésicatoires aux jambes.

Le 13. Hier, la fièvre étant plus forte, il est survenu un peu de délire fugace. On place cinq sangsues derrière chaque oreille ; elles ont à peine saigné : on a arrêté le sang de suite, par défaut d'expérience. Aujourd'hui, les pustules sont assez larges, ombiliquées ; le pouls plutôt mou que dur ; l'intelligence est intacte, nulle douleur céphalique. On commence à distinguer, sur le front et les joues, des taches noires nombreuses, irrégulières ; elles sont peu prononcées, et, lorsqu'on ne les examine pas de très près, il semble seulement que la face ait une teinte bistrée.

Le 14, ces taches sont plus prononcées, très noires ; sur la poitrine, on en voit un grand nombre un peu moins foncées. La même chose a lieu sur toute la partie postérieure du corps, sur laquelle le malade est toujours couché.

Le 15, ces taches se prononcent de plus en plus ; des phlyctènes grosses comme des coques de noix se présentent aux cuisses ; elles sont pleines de liquide. La langue devient sale, épaisse, couverte comme d'un enduit limoneux. La déglutition est difficile, la voix rauque, ce que l'on attribue à la présence des pustules dans l'arrière-gorge. L'état général n'est pas sensiblement empiré ; le pouls est toujours le même, 80 pulsations, sans raideur ; pas de céphalalgie, bon courage.

On donne du bouillon, de la limonade vineuse, du sirop de quinquina.

Le 15, on s'aperçoit que des taches noires s'étendent à la voûte palatine, sur le voile du palais et sur la muqueuse buccale. Aucune goutte de sang ne s'échappe de cette membrane ; il en sort un peu du nez ; l'entrée des deux fosses nasales est sale, pulvérulente ; on ne peut voir la muqueuse, qui probablement participe à cette infiltration sanguine de *purpura*.

On prescrit la tisane de quinquina, la limonade vineuse, des lotions dans la bouche avec la décoction de quinquina faiblement chlorurée, des lavements de quinquina et de bouillon.

A partir de ce moment, la maladie empire chaque jour, les taches charbonneuses que nous avons signalées sur plusieurs parties du corps, se prononcent de plus en plus; la face notamment devient aussi noire que celle d'un Africain; les pustules à la face sont plates, d'un gris sale, celles du corps sont languissantes et plates aussi; celles du poignet seules sont bien développées, bombées, ombiliquées avec une aréole rouge. Tout l'intérieur de la bouche n'est plus qu'une vaste tache noire, qui bientôt se couvre d'une couche grise qui lui donne toute l'apparence d'une eschare, sans odeur gangréneuse; il est à présumer que ce désordre s'étend jusqu'au larynx, le fond du pharynx y participe également; le malade ne peut plus avaler ou faire entendre un son articulé; c'est à peine si, dans ses plus grands efforts, il s'échappe du larynx un ton rauque et férin. Il est impossible de subir une agonie plus pénible. Le malade est étendu en décubitus dorsal, immobile, les yeux fermés, ne pouvant ni parler, ni voir, ni avaler; cependant il n'y a pas de délire ni de céphalalgie, peu de fièvre; il conserve toute son intelligence; quand on lui adresse la parole, il répond par signe, il se retourne spontanément dans son lit pour prendre des lavements; on l'a même vu se lever précipitamment sur son lit, et s'écrier d'une voix presque inintelligible : « Je ne veux pas mourir. » Il se prête d'abord à tous les efforts des médecins pour lui donner des secours; on lui passe une fois la sonde œsophagienne pour lui faire arriver dans l'estomac du bouillon et de la limonade vineuse. Mais, comprenant lui-même l'inutilité des efforts qu'on fait près de lui, il s'y refuse bientôt. Dans la journée du 17, il s'éteint à onze heures du soir, le dixième jour, comme ses deux frères, victime, comme eux, de l'incurie ou du préjugé; car, dès le 21 janvier, nous avions commencé des séances de vaccination; s'ils s'y fussent soumis, trois pères de famille, trois bons citoyens étaient conservés à la société.

Un seul sujet est mort par suite d'hémorrhagies fréquentes; je n'ai point observé ce malade, il avait succombé quand la mission m'a été confiée.

Traitement.

Le traitement de la variole est tellement simple, quand il n'y a aucune complication, qu'il est inutile, je crois, de s'y arrêter longtemps : le repos, la diète, les boissons légèrement diaphorétiques, remplissent toutes les indications. Toutefois, en raison de l'immunité assez remarquable dont jouissaient les papetiers, nous avons insisté pour qu'on fit des lotions et des aspersions chlorurées dans les appartements et sur les lits des malades; nous pensions qu'en purifiant l'air, nous écartions des chances de complications. Nous ne pouvons dire qu'elle a pu être l'influence de cette précaution; car si chez plusieurs la maladie a été simple et bénigne, chez plusieurs elle a été mortelle.

Nous avons pensé aussi, avec Sydenham, qu'il était inutile de concentrer les malades dans des appartements clos hermétiquement, au milieu de rideaux fermés, d'exciter la sortie des pustules par des remèdes échauffants(1). Nous avons fait renouveler l'air, en prenant toutefois des

---

(1) Pour que les pustules sortent bien, il faut un degré de chaleur égal à celui de la chaleur naturelle, et convenable à la nature des parties charnues. Une chaleur moindre ou plus grande est *également* dangereuse. »
(Sydenham, *Epidémie* de 1667, § 255.)

précautions pour éviter de refroidir les malades. — Souvent les malades, surtout au début de l'éruption, étaient pris de sueurs tellement abondantes, que leur chemise était complètement trempée; certains parents pensaient qu'il n'y fallait pas toucher, attendu que les varioleux ne doivent être découverts dans aucun cas. Nous avons pensé, au contraire, qu'il y avait toujours un plus grand inconvénient à laisser les malades trempés de sueurs, refroidis au moindre mouvement, enveloppés d'une atmosphère empoisonnée par les décompositions animales qui ont lieu dans un lit toujours clos; aussi avons-nous permis de changer de linge avec précaution. Nous avons agi de même lorsque les malades étaient couverts de chemises tachées de pus, et comme empesées par l'écrasement des pustules suppurées.

Ces observations, comme on le voit, ne s'appliquent qu'aux cas bénins; souvent on a été obligé de recourir à quelques autres moyens que nous allons examiner sommairement.

La saignée a été employée très souvent : dès que la fièvre était forte, la peau tendue, l'éruption difficile, on y avait recours; c'est certainement le remède qu'on a employé le plus souvent, et même d'une manière presque banale; on a eu, en général, à s'en louer, surtout lorsque la fièvre était forte et l'éruption difficile. On y avait recours, à plus forte raison, lorsqu'il y avait du délire et des accidents inflammatoires. On l'a employée au début de la maladie, chez les deux jeunes sœurs (n°s 39, 50) mortes de varioles compliquées de dyssenterie; chez notre malade (n° 69) mort d'une méningite. On n'y a pas eu recours chez les n°s 78, 79, deux sujets morts d'une méningite et du charbon ; je pense néanmoins qu'il faut être un peu plus réservé sur l'emploi de ce moyen ; je crois surtout qu'il faut s'en abstenir quand les pustules sont en voie d'éruption régulière.

Le vésicatoire a été aussi très souvent employé, lorsque l'éruption était un peu lente ou languissante ; constamment nous avons remarqué qu'elle recevait une excitation vigoureuse de ce moyen ; c'était habituellement aux jambes, aux cuisses qu'on les plaçait ; alors les pustules, surtout qui environnaient l'exutoire, prenaient un notable développement ; on les appliquait encore avec avantage lorsque le délire ou la céphalalgie prenaient de la persistance. Il n'est pas un cas un peu grave dans lequel on ne l'ait employé, excepté toutefois la femme Kesler (n° 84), qui succomba très rapidement, et qui n'en eut point.

Les évacuants ont été aussi administrés sans avoir eu une influence bien décidée sur cette maladie. Notre n° 79 avait la langue saburrale, des envies de vomir fréquents, comme dans tous les débuts de varioles ; on lui administra un émétho-cathartique, qui l'évacua très abondamment par haut et par bas ; ce remède n'eut que fort peu d'influence : les hémorrhagies graves, les accidents cérébraux continuèrent à marcher, et le sujet succomba. Notre n° 78 avait été aussi évacué par l'ipécacuanha ; le charbon ne s'en développa pas moins, ainsi que nous l'avons dit. Chez un autre malade, que je n'ai pas soigné, mais dont l'histoire m'a été contée, l'administration d'un fort vomitif (quinze centigrammes d'émétique) fut suivie promptement de la mort. Chez notre n° 82, on a employé aussi l'émétique, qui favorisa le développement de l'éruption; mais le pourpre s'en étant mêlé, la maladie devint mortelle. On a encore plusieurs fois employé les lavements purgatifs pour débarrasser l'intestin, déterminer une révulsion qui pût produire quelque effet sur le cerveau. En somme, je suis peu édifié sur l'usage des évacuants; l'utililé m'en a paru fort contestable comme méthode générale. C'était aussi ce que pensait Sydenham, qui les prescrivait, donnant pour raison que, lorsque la nature fait effort pour porter les *parties morbifiques* du centre à la périphérie, il ne faut pas, par la médication, faire un effort antagoniste qui les attire de la périphérie au centre. Je m'étonne donc comment Moublet a pu, en 1762, annoncer qu'on pouvait, *à volonté, faire avorter* la variole, en évacuant le virus par les émétiques et les purgatifs; c'est là une de ces malheureuses illusions dont l'expérience démontre la vanité.

Malgré ce qui précède, je pense que, dans quelques cas, les vomitifs peuvent rendre des services, non comme le pensait Moublet pour faire avorter les pustules varioliques, mais, au contraire, pour les faire développer plus complètement ou plus promptement, lorsqu'elles sont tardives et incomplètes; nous l'avons vu plusieurs fois conduire à ce résultat, auquel il concourt avec les vésicatoires.

J'ai peu de chose à dire sur les toniques : l'indication s'en est présentée assez rarement; ils ont aussi été assez rarement employés; c'est seulement dans les cas de variole pourprée et de variole compliquée d'hémorrhagie, qu'on y a eu recours. Comme tous les sujets frappés de pourpre ont succombé, cela ne prouve pas en faveur du remède; c'est la décoction de quinquina, le sirop d'écorces

d'oranges amères, les vins généreux, les bouillons de
bœuf, qu'on a employés. Quant à l'esprit de Mindererus,
je ne l'ai point conseillé, et voici pourquoi : l'acétate
d'ammoniaque est un sel peu fixe de sa nature, qui se
décompose facilement, et laisse dégager de l'ammoniaque à l'état libre. Or, comme l'ammoniaque est un alcali
qui a pour résultat général de dissoudre les humeurs et
surtout la fibrine du sang ; comme aussi, dans le purpura,
dans le charbon, dans les hémorrhagies, le sang a une
grande tendance à se dissoudre et à entrer en putréfac-
tion, je considère comme dangereux d'avoir recours à un
remède qui peut agir justement dans le même sens. Cependant, malgré ces insuccès, je considère comme ration-
nelle la médication tonique dans tous les cas d'adynamie
prononcée, ainsi qu'il arrive constamment dans les varioles pourprées ou hémorrhagiques.

Jusqu'ici nous avons indiqué les principaux traitements
généraux qui ont été employés ; quant aux traitements
locaux qu'on emploie pour faire avorter les pustules au
visage, et préserver les traits des cicatrices disgracieuses
qui suivent si souvent la variole, tels que les frictions
d'onguent napolitain, les emplâtres de *vigo cum mercu-
rio*, les cautérisations des pustules, les feuilles d'or,
aucun de ces traitements n'a été employé, dans l'intérêt même des malades, et voilà comment, à Nersac,
toute la population attribuait la gravité de la maladie à ce
que les pustules de varioles se développaient mal : le vé-
nin *ne sortait pas*, disait-on ; si l'on eût essayé de faire
avorter les pustules, ainsi que nous en avions eu l'intention, nul doute qu'on eût rejeté sur cette pratique les
décès qui sont survenus en assez grand nombre. Les
malades, en général, et leurs parents tenaient assez peu

à ce qu'il leur restât sur le visage des traces de la variole; ce qu'ils demandaient surtout, c'était de guérir. Nous croyons donc avoir agi sagement dans l'intérêt du moral des malades et de l'influence de la médecine, en nous abstenant de tout traitement abortif.

Vaccine.

Le meilleur traitement de la variole, sans contredit, c'est la vaccine, qui prévient cette cruelle maladie, ou qui en atténue si puissamment les effets. Aussi, dès que la mission nous eut été confiée d'observer et de traiter l'épidémie de Nersac, nous nous mîmes en devoir de pratiquer les vaccinations publiques et gratuites. La population de Nersac fut loin de répondre à notre appel. Je trouvai une grande résistance, quoique déjà six personnes eussent succombé. On objecta : 1° qu'il était dangereux de vacciner en hiver, et que l'opération ne réussissait pas ; 2° que les personnes déjà infectées de la variole auxquelles on pratiquait l'inoculation vaccinale, couraient de grands dangers ; 3° enfin, chose incroyable, qu'en temps d'épidémie, l'inoculation vaccinale *prédisposait à contracter la variole*(1).

J'avoue que je fus profondément surpris et affligé de cette résistance en présence d'une épidémie qui sévissait chaque jour cruellement, en présence de sept tombes à

(1) C'est là une fausse interprétation d'une idée qui a une certaine valeur. Quelques bons observateurs, Guersent père entr'autres, pensent que l'inoculation vaccinale, pratiquée lorsque le sujet est sous le coup de l'infection variolique, *hâte* le développement de la variole sans l'aggraver.

peine fermées. Aussi, malgré tous mes efforts, c'est à peine si je pus, le 21 janvier, réunir quelques personnes pour pratiquer les premières inoculations, et huit jours plus tard, personne ne se présentait plus.

Au reste, en général, on peut dire que les habitants de cette commune n'ont eu, jusqu'ici, qu'un médiocre penchant à se soumettre à la vaccine : malgré les tournées faites chaque année, par nous et nos prédécesseurs, pour pratiquer les vaccinations publiques et gratuites, il n'y a jamais qu'un petit nombre de personnes qui répondent à l'appel ; toujours un certain nombre d'individus restent sans ressentir les bienfaits de l'inoculation vaccinale ; et s'il y a eu de la résistance aujourd'hui, nécessairement elle a dû être beaucoup plus grande à des époques antérieures. Ainsi s'explique en partie comment un si grand nombre d'hommes de vingt à quarante ans ont été frappés de l'épidémie.

Toutefois, la maladie ayant fait de nouveaux ravages, je profitai d'un moment de terreur ; je fis appuyer mes explications et mes sollicitations incessantes par une déclaration unanime des médecins d'Angoulême, tendant à réfuter les erreurs si malheureusement germées et entretenues dans la population de Nersac ; je convoquai de nouveau les habitants, et cette fois un certain nombre de pères et de mères de famille, parmi lesquels le maire de la commune, âgé de quarante-six ans, se soumirent aux bienfaits de l'inoculation vaccinale.

C'est à partir de cette époque que l'épidémie a cessé à peu près. Alors il ne restait guère, dans le bourg de Nersac, d'habitants qui n'eussent été vaccinés ou variolés. J'ai la conviction intime que si les conseils que je n'ai cessé de donner touchant la vaccine eussent été suivis dès l'époque où je donnai mes premiers soins aux varioleux, plus d'une chère existence eût été conservée à des familles plongées aujourd'hui dans le deuil et la désolation.

En présence de l'incurie et même de la résistance à l'inoculation vaccinale que manifestent certains individus, et des conséquences fâcheuses qui en sont la suite, je me suis demandé souvent s'il ne serait pas sage et prudent qu'une disposition législative intervînt, pour obliger les parents à faire vacciner leurs enfants, au plus tard dans l'année qui suit leur naissance; des dispositons semblables existent en Allemagne, et une heureuse tolérance les a fait naturaliser en Alsace. Sans doute, on m'objectera immédiatement que le principe de la liberté veut qu'on laisse à chaque citoyen le soin d'élever ses enfants comme il l'entend, au physique comme au moral.

A cet argument la réponse est simple et facile. Sans doute chaque citoyen est libre d'agir comme il l'entend, pourvu toutefois que la liberté dont il use ne soit pas nuisible à autrui; or, l'individu qui se refuse à l'inoculation de la vaccine, s'expose à contracter la variole et à devenir un foyer de contagion qui bientôt va infecter une masse d'individus, défigurer l'un, estropier l'autre, occasionner la mort de beaucoup; en définitive, le droit de ne pas se laisser vacciner n'est donc autre que le droit d'empoisonner autrui; l'État, ce grand protecteur de la société, doit-il rester désarmé en présence de ce mal flagrant? Je ne le pense pas; dans l'ancien gouvernement non plus on ne le pensait pas. Un demi-siècle environ avant la découverte de la vaccine, lady Montagut, femme de l'ambassadeur anglais à Constantinople, importe à Londres le procédé de l'inoculation variolique, qui bientôt se répand en France. Incontestablement l'individu inoculé en tirait

avantage, d'après ce qu'ont écrit les auteurs de cette époque. Mais on s'aperçut bientôt que chaque inoculé deve-
nait un centre de contagion qui propageait la maladie, de
telle sorte que l'inoculation destinée à atténuer le fleau de
la variole dans l'individu, l'aggravait en réalité dans l'espèce; le gouvernement s'en émut, et un arrêt du parle-
menr de Paris, à la date du 8 juin 1763, fit défense ex-
presse de pratiquer l'inoculation dans l'enceinte des villes. Cela me paraît un excellent acte d'administration, bon
à être imité sous tous les régimes : *Salus populi suprema
lex*.

Tel est, Monsieur le Préfet, l'exposé complet de la
mission que vous m'avez confiée, ainsi que l'historique
des points principaux et les plus intéressants de cette épidémie de variole, la plus cruelle peut-être qu'ait subie le
département de la Charente depuis la vulgarisation de la
vaccine. Tous les faits que nous avons recueillis témoi-
gnent de l'importance qu'il y a à propager la vaccine.
C'est une raison de plus, pour l'administration départe-
mentale, de persévérer dans la voie d'organisation qu'elle
suit depuis longtemps, et qui déjà a porté de si heureux
fruits (1).
En terminant, Monsieur le Préfet, permettez-moi de
signaler à votre attention les deux chirurgiens qui habi-

---

(1) En présence des faits que nous venons de rapporter, il est pénible de
dire qu'à la dernière session du conseil général, il s'est trouvé une commis-
sion qui, par l'organe de son rapporteur, a proposé de supprimer l'organisation du service de la vaccine. Ajoutons que cette proposition a été repoussée
à une forte majorité.

tent Nersac, MM. Sicard et Vinot, qui, par le zèle et le dévouement qu'ils ont mis à soigner tous les malades sans distinction, se sont acquis des droits à la reconnaissance de leurs concitoyens. Qu'il me soit permis personnellement de les remercier pour l'empressement qu'ils ont mis à me faciliter la mission que vous m'aviez confiée, et pour les renseignements qu'ils se sont fait un devoir de me fournir pour la confection de ce rapport.

CHAPITRE II.

CONSIDÉRATIONS SUR LA VACCINE

Touchant l'Accroissement de la Population.

Depuis quelque temps, la vaccine est devenue l'objet d'attaques aussi vives que peu fondées ; on n'a pas craint, non-seulement de l'accuser d'impuissance, mais encore d'une foule de maux, tant au point de vue médical qu'au point de vue social. Ainsi, un médecin, abusant d'une analogie superficielle et trompeuse, a longuement développé cette idée : que, depuis l'introduction de la vaccine, on a vu se multiplier infiniment la dothinentérie ou fièvre typhoïde, et la raison en doit être attribuée, selon lui, à ce que la dothinentérie n'est autre chose qu'une variole nerne, opinion basée sur le développemet des follicules intestinaux, qu'il compare aux pustules varioliques, que la vaccine, en détruisant la variole cutanée, n'a fait qu'occasionner une sorte de répercussion sur l'intestin, et déterminer une variole muqueuse. Je ne m'arrêterai point à réfuter cette étrange opinion, qui, à mes yeux, est erronée de tous points, et ne peut soutenir la moindre critique sous quelque face qu'on la considère, soit au point de vue historique, soit au point de vue pathologique.

D'un autre côté, un officier d'artillerie, qui porte un nom illustre dans les sciences, M. Carnot, a prétendu que la vaccine était pour la société un présent décevant et funeste, car elle n'a en rien prolongé la vie de l'homme adulte; elle n'a augmenté la conservation des existences que jusqu'à l'âge de l'adolescence; mais que bientôt la totalité de ceux qui périssaient autrefois de la variole, repris par différents malades, succombent tous; que la société n'y gagne aucun individu, tandis que les familles épuisent une grande partie de leurs ressources à élever, jusqu'à l'adolescence, des enfants qu'elles ne doivent pas conserver.

Ces sophismes ont été réfutés par M. Charles Dupin, à l'Institut. Mais déjà bien longtemps avant ces deux auteurs, ces questions avaient été pour nous un sujet de méditations que nous avions exposées dans un mémoire lu à la Société d'Agriculture, et imprimé dans ses *Annales* (1). J'ai cru devoir les reproduire ici, quoique déjà anciennes, en raison de l'actualité qu'elles se trouvent

(1) Etudes sur le mouvement de la population dans la ville d'Angoulème, tome **XXV**, page 77 des *Annales de la Société d'Agriculture*.

avoir de nouveau, et en raison surtout de l'importance
du sujet dont elles traitent.

La vaccine ne présente pas seulement une intéressante
question de pathologie et de prophylaxie médicale; l'influence qu'elle peut exercer sur l'augmentation de la population et la perfection de la race humaine, en fait encore
une haute question d'économie sociale. On conçoit, en effet, qu'à une époque où des documents certains tendent à
prouver que la race humaine dégénère, il n'est pas indifférent de posséder des moyens de compenser, d'un autre
côté, cette dégradation qui, en donnant l'infériorité aux
individus, ne tarderait pas à la donner aux nations elles-
mêmes. L'Angleterre, notre rivale éternellement heureuse, nous a depuis longtemps appris qu'elle sait apprécier l'importance de la vaccine, par les lois et les régle-
ments qu'elle a faits pour la conserver et la propager.
Comment, en effet, cette dominatrice, dont la puissance
s'étend sur tant de mers et de continents, n'aurait-elle
pas compris que pour porter longtemps encore le sceptre
universel, il lui fallait des hommes nombreux et robustes? Ces considérations élevées ne paraissent pas avoir encore ému le gouvernement français, car il n'existe chez
nous aucune organisation générale pour la propagation
de la vaccine; et, d'après les recherches que nous avons
faites, nous nous sommes assuré que vingt départements ne se sont nullement occupés des moyens de la
répandre. Pour les soixante-six autres, c'est à peine si
une somme de cent quarante mille francs est consacrée
à cet objet. Ainsi, comme le nombre des naissances, en

France, est à peu près de 1,000,000, la moyenne de la somme répartie pour chaque individu, est de 14 centimes : calcul qui nous révèle une parcimonie bien pénible, en présence surtout des efforts que l'on fait pour améliorer les races animales, comme si la race humaine n'était pas la race par excellence.

Lorsqu'on songe, d'un autre côté, à l'immense mortalité qui frappait les sujets atteints de la variole, quand on songe, dis-je, que des calculs exacts portent au dixième des hommes ceux qui succombaient à cette terrible maladie, on doit conclure *à priori* que la vaccine a eu une immense influence sur le développement de l'espèce humaine. Eh bien ! pourtant la statistique est venue jeter du doute sur cette conclusion. Interrogée, elle a fait une réponse qui paraît d'abord paradoxale, et qui demande à être interprétée pour être comprise. Cette réponse, la voici : avant la vaccine, un dixième de la population succombait de la variole ; depuis, la mortalité de cette maladie a été effacée, ou tout au moins fort amoindrie, et pourtant la population est loin de s'être accrue en proportion des victimes qui succombaient autrefois. C'est ce que prouvent, du reste, les recherches du docteur Watt, à Glasgow, de M. Eymar, à Grenoble, de M. Barrey, à Besançon. (1) Le premier a constaté que de 1783 à 1813, la mortalité n'a pas varié sensiblement de 0 âge à 10 ans (2). Le dernier a trouvé que de 1777 à 1802, dans une période de vingt-quatre ans, les naissances ont été au

---

(1) *Voir* Bousquet, *Traité de la Vaccine,* page 338 et *passim.*

(2) C'est vers 1802 que la vaccine a commencé à se répandre en France.

nombre de 26,113 (1), et les décès de 26,155. De 1802 à 1826, dans une période de temps égale, les naissances ont été de 23,643, et les décès de 22,694. On voit qu'en définitive, les proportions relatives des deux séries sont à peu près les mêmes. Ces calculs sembleraient donc prouver que, dans les villes où aucune cause de prospérité locale n'a fait refluer tout-à-coup de nouvelles

---

(1) Il y a là une cause d'erreur dont MM. Barrey et Eymar n'ont pas tenu compte : ce sont les individus très nombreux, qui, pendant cette période de temps, ont été décimés à la guerre, et qui ont été un obstacle à l'accroissement de la population. Mais, pendant que la population de quelques villes restait stationnaire, celle des campagnes augmentait énormément. Ainsi, pour prendre un exemple parmi nous, on sait qu'un recensement de la population fut fait en 1789, au moment où l'on divisa la France en départements ; celui de la Charente présenta un total de 329,283 habitants, et 1,408 hommes sous les drapeaux.

En 1800, un nouveau recensement constate 326,885 habitants, et 12,478 hommes sous les drapeaux.

Déjà, comme on voit, la population réelle diminue ; mais aussi le nombre des hommes jeunes, présents aux armées, a beaucoup augmenté.

De 1800 à 1805, la population diminue encore ; le nombre des décès excède constamment celui des naissances. En 1804, cet excédant va jusqu'au chiffre de 3,112. C'était l'époque où la France soutenait des guerres terribles dans les deux mondes ; mais, par bonheur pour l'humanité, c'était aussi l'époque où des philanthropes commençaient à propager la vaccine : aussi, dès 1805 et 1806, l'équilibre entre les décès et les naissances se rétablit. En 1807, lorsque cette salutaire pratique se généralise, les naissances l'emportent de beaucoup sur les décès (de 3,500, en moyenne, dans la période qui s'écoule de 1807 à 1810), et cette progression, à une seule exception près, se maintient jusqu'à nos jours ; à tel point qu'en 1789, la population du département de la Charente étant de 329,283, elle est en 1821 (c'est la date du premier recensement fait après la paix), de 347,541, et en 1846, le dernier de nos recensements, elle est de 379,541, c'est-à-dire que, dans l'espace d'un demi-siècle environ, la population du département de la Charente a augmenté de près d'un sixième. La ville d'Angoulême, en particu-

populations, il n'y a pas eu de changements dans les rapports des décès et des naissances, avant et après l'introduction de la vaccine. Cependant ce serait commettre une erreur grave que de conclure de ces recherches particulières à la généralité de la France, car pendant que la population restait stationnaire dans quelques villes, elle croissait d'une manière notable dans beaucoup d'autres, et surtout dans les campagnes : tellement, que de 1775 à 1836, il y a eu une augmentation de 8,000,000 d'hommes, sans compter 3,000,000 qui ont succombé dans les hôpitaux et sur les champs de bataille, pendant les périodes guerrières de la république et de l'empire, augmentation à laquelle a eu certainement plus de part la division de la propriété et le développement de l'industrie, que la propagation des meilleures méthodes de médecine, sans en excepter la vaccine, qui pourtant, elle aussi, a eu sa part dans cet accroissement.

Il ne suffit pas, en effet, pour augmenter la population, de multiplier le nombre des enfants et de les vacciner : c'est là le terme le plus facile à trouver dans ce problème complexe; il faut encore trouver des moyens de conserva-

---

lier, a vu sa population portée de 13,000 à 18,000, c'est-à-dire qu'elle a augmenté de plus d'un tiers (1).

Ainsi, les chiffres précédents prouvent donc ce que nous avons avancé :

1° L'influence de la guerre sur le ralentissement de la population au commencement de ce siècle;

2° L'influence de la vaccine sur son augmentation, jointe aux autres causes déjà signalées.

(1) *Voir* un excellent travail, dans le journal le *Charentais*, sur le mouvement de la population dans le département de la Charente, n° 1469, année 1849.

tion ; il faut pouvoir alimenter, vêtir, chauffer ces nouvelles créatures, leur prodiguer des secours dans leurs
maladies. Si vous n'atteignez ce but, en même temps
que les naissances se multiplient, ne craignez rien : la
mort, en économiste intelligente, saura éclaircir ces
rangs qu'une érotique imprévoyance épaissit sans proportion ni discernement. Mais, comme les moyens de sus-
tentation et de conservation ne se développent que lente-
ment, puisque, d'après Malthus, ils augmentent selon
une progression arithmétique, tandis que la loi de propagation suit une progression géométrique (1), nous devons
remercier la sagesse qui préside aux destinées du monde,
qui sait ainsi élaguer les êtres superflus, et faire servir la
destruction de l'individu à la conservation de l'espèce.
Qu'on se figure, en effet, les résultats sociaux qui auraient découlé de l'application générale de la vaccine à
l'accroissement de la population, augmentant bientôt de
plus d'un dixième chaque année, doublant, par conséquent, en moins de 10 ans, au lieu de 137 (2), marchant
ensuite suivant la loi d'une progression tellement rapide,
que bientôt la terre n'aurait plus assez de fécondité pour
nourrir ses habitants, plus assez d'espace pour les con-
tenir.

Il n'existe au monde qu'une nation qui ait échappé à
cette loi de multiplication : c'est l'Irlande, qui s'obstine à

---

(1) Cette assertion est évidemment trop absolue ; si elle était exacte, une
partie des habitants de l'Europe, et surtout de l'Amérique-Septentrionale,
mourraient de faim aujourd'hui.

(2) C'est le nombre d'années nécessaire, suivant les calculs de M. Ma-
thieu, du bureau des longitudes, pour doubler la population de la France,
d'après son accroissement moyen de 1817 à 1838.

pulluler au sein d'une famine permanente. La vertu pro-
lifique, chez ce malheureux peuple, a tenu lieu de toutes
les vertus héroïques qui sauvent les autres empires ; c'est
par elle que se sont épaissies ces vivantes murailles, dont
la résistance inerte a ébréché le sabre de Cromwel, lassé
les bourreaux de Straffort, annihilé un système d'odieuse
persécution, si habilement organisé par l'Angleterre, qu'il
lui a fallu cent fois plus de génie pour le concevoir, que
pour faire le bonheur des vaincus (1).

Ce n'est donc pas seulement à la médecine qu'il faut
demander l'art de conserver les hommes, mais bien avant
à l'industrie et à l'agriculture ; à l'agriculture surtout,
cette reine des arts sociaux et conservateurs, à laquelle,
nous ne craignons pas de le dire, le gouvernement doit
sa plus efficace protection, car la pensée de Jean-Jacques
Rousseau est toujours vraie : « L'agriculture est la base
fondamentale des ressources de l'homme ; l'industrie ne
produit qu'une prospérité momentanée et mobile de sa
nature. » Cette prédilection bien marquée de Jean-Jacques
en faveur de l'agriculture, n'est que trop bien justifiée
par les nombreuses catastrophes qui bouleversent chaque
jour tant d'existences industrielles, et la comparaison des
populations agricoles, toujours si patientes, si amies de
l'ordre, si laborieuses et si robustes, avec les populations
industrielles, presque toujours turbulentes, vicieuses et
rabougries, achève de corroborer l'autorité du philosophe
de Genève.

Sans doute, on doit trouver étranges ces résultats four-
nis par la statistique. Ce n'est pas là, au reste, le seul

_____

(1) Voyez *l'Irlande*, par M. G. de Beaumont.

voile qu'elle ait déchiré, la seule illusion qu'elle ait effacée. Combien de rêves philantropiques se sont évanouis
en présence des réalités qu'elle fait surgir! Comme si une
fatalité pesait incessamment sur l'homme, le mal seul est
facile à se réaliser entre ses mains; le bien avorte ou se
transforme. Hélas! dans un autre ordre de faits, quel
cœur ne s'est réjoui en songeant aux asiles offerts à ces
pauvres créatures abandonnées par leurs mères? Quelle
bouche ne s'est ouverte pour bénir le pieux fondateur
des hospices d'enfants trouvés? Quelle âme généreuse
n'a supputé les nombreuses existences conservées à la
société par Vincent de Paule. Eh bien! quelle tristesse
n'éprouve-t-on pas à songer que tant de bonnes œuvres
ont été perdues, tant de vertus inutiles! L'expérience de
plus de deux siècles nous a appris, en effet, que loin de
servir la morale, les hospices d'enfants trouvés n'ont fait
que multiplier les expositions, encourager les déborde-
ments, dénaturer les sentiments maternels, servir enfin
de succursale aux œuvres des mauvais lieux.

Loin d'avoir protégé l'accroissement de la population,
ces maisons sont devenues de vastes nécropoles où se
sont engloutis plusieurs millions d'enfants, à tel point
que les économistes admettent aujourd'hui que, sans la
création de ces hospices, l'Europe serait peuplée de plusieurs millions d'hommes de plus; à tel point qu'il a été
permis au publiciste Malthus, qui s'est tant occupé des
moyens légaux de diminuer la population, d'avancer avec
raison que le meilleur moyen pour atteindre ce but, c'é-
tait d'ouvrir dans chaque ville un dépôt d'enfants trouvés,
où les admissions seraient faites sans distinctions ni limites. Enfin, le scandale est devenu tel, qu'il appelle, de
la part de tous les esprits sérieux, une réforme, d'abord

partielle, et plus tard complète, qui nous mettra au niveau des pays protestants, où cette institution n'a jamais trouvé de partisans.

Grâce à Dieu, nous ne sommes pas arrivés à ce degré de désenchantement pour la vaccine, car bien qu'elle n'ait pas produit tous les résultats qu'on avait rêvés à son apparition, il n'en est pas moins vrai qu'elle a rendu de grands services : le résultat immédiat, c'est-à-dire l'exemption de la petite-vérole et des accidents qu'elle laisse à sa suite, a été réalisé. C'est tout ce qu'on pouvait exiger d'elle ; quant au résultat médiat, l'accroissement considérable de la population, il est soumis à d'autres exigences que la vaccine ne peut totalement remplacer.

Les adversaires de l'inoculation vaccinale ont cherché encore à la combattre en lui attribuant une influence fâcheuse sur la constitution humaine. C'est ainsi, par exemple, qu'ils ont prétendu que, depuis l'introduction de la vaccine, certaines affections graves, telles que l'arachnitis (fièvre cérébrale), la gastro-entérite, la dothinentérie ou fièvre typhoïde, etc., étaient plus fréquentes qu'auparavant. Le fait de cette fréquence, isolé de l'explication, de la connexion qu'on a voulu établir, est vrai ; mais il demande à être interprété. D'abord, il est absurde d'accuser la vaccine de tant de maux, puisqu'elle ne fait que se substituer à la variole, ou, puisque, pour parler exactement, ces deux éruptions son *équipollentes ;* mais, puisque, en vertu d'une loi providentielle que nous avons développée précédemment, un grand nombre de ceux qui périssaient autrefois de la petite-vérole, doivent encore périr aujourd'hui par d'autres maladies, il n'est pas étonnant que l'arachnitis et les affections intestinales qui sont les maladies de l'enfance, soient plus fréquentes de nos jours.

Ainsi, pour conclure, nous dirons que la vaccine doit être protégée par tous les moyens à la disposition de l'administration supérieure; car cette salutaire pratique, sans inconvénient en elle-même, est un des éléments de perfection et d'accroissement de la race humaine, mais seulement *un des éléments*. Seule, sa puissance est restreinte; unie à l'aisance que procure le travail, elle atteint sûrement son but conservateur. Aussi, jusqu'à présent, ses bienfaits ont-ils agi surtout chez les classes riches, ainsi que le prouvent les recherches de M. Villermé.

Espérons que, progressivement, la classe la plus nombreuse, trouvant dans une industrie sagement édifiée, dans l'agriculture progressive et les défrichements, des sources d'aisance encore improductives, parviendra, elle aussi, à réunir les éléments certains, qui lui permettront de profiter pleinement des bienfaits de l'inoculation, et de s'accroître, non plus avec la pénible appréhension d'un avenir incertain, mais avec une sécurité basée sur la certitude d'une place tranquille au soleil, d'une subsistance qu'il ne faudra plus disputer à la misère, sécurité qui à son tour est la source de l'ordre et de la stabilité, ces deux grands besoins de notre société.

MÉMOIRE

SUR

LES POLYPES DU RECTUM

DANS L'ENFANCE (1).

Les polypes du rectum sont généralement assez rares; ils le sont du moins beaucoup plus que ceux de certaines cavités, tels que ceux de la matrice et des fosses nasales; aussi trouve-t-on fort peu de chose écrit sur ce sujet. Les hommes les plus célèbres dans la pratique de la chirurgie n'en rapportent que de rares exemples. Levret, dont le

---

(1) Ce travail a été adressé à l'Académie royale de Médecine. M. Hervez de Chégoin, chargé par cette savante compagnie de lui en rendre compte, a fait, dans la séance du 7 mars 1843, un rapport remarquable inséré au *Bulletin de l'Académie,* tome VIII, n° 12.

Les conclusions de ce rapport sont :

1° Adresser des remerciements à l'auteur, dont le travail est aussi complet que le comporte l'état actuel de la science;

2° Renvoyer le mémoire au comité de publication;

3° Inscrire le nom de l'auteur sur la liste des candidats au titre de correspondant.

Adopté.

traité des polypes est si justement estimé, n'en parle pas. Desault, Boyer, Dupuytren, qui tour-à-tour ont porté le sceptre de la chirurgie, n'en donnent que peu d'observations; aussi l'histoire de cette affection laisse-t-elle beaucoup à faire. Le mémoire que nous venons présenter à l'Académie est destiné à combler une des lacunes de l'histoire de cette maladie, et à attirer l'attention des praticiens sur un de ses points les plus intéressants, à faire connaître des faits encore peu observés et encore moins décrits.

Des polypes du rectum chez les enfants.

Lorsque, il y a quelques années, j'observai le premier cas de cette maladie chez un enfant de trois ans, je fis de vaines recherches dans les auteurs les plus estimés, dans quelques revues bibliographiques, dans les recueils de la presse périodique; je ne trouvai rien sur ce sujet. Je recueillis vainement mes souvenirs sur ce que j'avais pu voir et entendre à l'hôpital des Enfants malades de Paris, dont j'ai suivi les cliniques pendant quelque temps; je ne me rappelai rien. Bientôt, ayant observé quelques autres cas, j'interrogeai mes confrères sur ce qu'ils avaient vu dans leur pratique : tous me répondirent négativement, excepté M. Brun, qui, dans un exercice de plus de trente ans, en a rencontré trois cas, qu'il a bien voulu me communiquer. Jugeant alors que ces faits, par leur nouveauté, par l'espèce de pénurie qui existe dans la littérature médicale, offraient de l'intérêt, je me suis décidé à les présenter à l'Académie; cet écrit était même déjà prêt, lorsque j'appris que M. Stoltz, de Strasbourg, venait de publier un travail sur cette maladie; bien que ce travail se trouvât ainsi avoir perdu sa priorité absolue, je n'en crus pas moins devoir donner suite à sa publication ; car à plusieurs égards il diffère tellement de celui du professeur de Strasbourg, qu'à l'identité du siége près de la maladie, on pourrait considérer ces travaux comme à peu près étrangers l'un à l'autre, et comme traitant de matières presque dissemblables. Il me sera, du reste, impossible de faire usage des observations de M. Stoltz, attendu que je n'en possède que, l'analyse et l'énoncé plutôt que le développement. Je vais donc exposer d'abord celles que j'ai recueillies moi-même, ou que je dois à l'obligeance de mon confrère.

Obs. 1. — Depuis quelque temps, les parents du petit V... se plaignaient de ce qu'au moment de la défécation, quelque chose de rouge apparaissait à l'anus et rentrait après l'excrétion des matières ; que souvent il s'en écoulait un peu de sang rouge au même instant. Je n'avais jamais vu ce dont il s'agissait ; mais il arrive si souvent que les jeunes enfants éprouvent un prolapsus de la muqueuse du rectum, que je pensai qu'il y en avait un ici. L'enfant a trois ans ; il est assez gros, vif et remuant ; mais ses chairs sont blafardes et molles, ses cheveux blonds ; toute sa première jeunesse a été traversée par des maladies qui ont mis sa vie maintes fois en danger ; ces circonstances ajoutaient encore à la probabilité du diagnostic. Cependant la mère me dit un jour qu'elle avait remarqué que ce corps rouge était isolé, semblable à une fraise ; que les matières fécales, loin de sortir du centre de la tumeur, s'échappaient à côté ; enfin qu'elle avait cru voir qu'il était *suspendu par un fil ;* alors je pensai qu'il y avait quelque production morbide. Le 18 septembre 1839, on m'amena l'enfant, et j'aperçus à l'entrée du rectum un corps charnu, ovoïde, de la grosseur d'une forte fraise, d'une couleur très rouge, d'une densité médiocre. Je le tirai un peu, et je découvris un pédicule membraneux, de la grosseur d'une plume de corbeau et fort mou ; l'enfant ayant fait quelque mouvement, la tumeur rentra dans le rectum. Le 21, on me le ramena, et je retrouvai le même corps resté à l'anus, comme la première fois, à la suite d'efforts de défécation. Je voulus le saisir avec une pince à disséquer ; en pressant médiocrement, la tumeur s'écrasait. Comme elle menaçait de rentrer, je me hâtai de la lier avec un fil ciré ; mais je ne pus assez l'attirer pour comprendre le pédicule, et je la liai à ras la tumeur ; à peine eus-je médiocrement serré, que le pédicule fut coupé et la tumeur détachée ; il ne s'écoula point de sang, ou du moins quelques gouttes seulement ; j'introduisis aussitôt le petit doigt dans le rectum, mais je ne distinguai plus rien, ni pédicule, ni tumeur : le doigt était sans doute trop court pour atteindre jusqu'au mal.

La tumeur divisée en deux me parut d'un tissu homogène, d'une dureté médiocre, mais criant assez fortement par la coupe des ciseaux.

L'opération n'eut aucune suite fâcheuse ; le lendemain je vis l'enfant jouant avec toute la vivacité de son âge ; il n'y avait plus de sang dans les selles.

Obs. 2. — J'ai été mandé, le 23 juillet 1840, pour donner des soins à la petite M..., du faubourg L'Houmeau. Cette petite fille est âgée de dix ans ; elle était, avant sa maladie d'une forte constitution et très colorée du visage ; depuis un an environ, ses parents se sont aperçus qu'elle faisait un peu de sang en allant à la selle ; mais, comme la santé générale était fort bonne, on y fit d'abord peu d'attention ; après un certain temps, un chirurgien fut consulté et crut à l'existence d'une dyssenterie, par suite de l'écoulement sanguin de l'anus. Sous l'influence des tisanes et des lavements émollients ordonnés dans cette circonstance, l'écoulement du sang augmenta beaucoup ; l'enfant n'allait plus à la selle sans en rendre en abondance, ce qui arrivait moyennement trois fois par jour ; le chirurgien persistant dans son traitement, et l'enfant allant de mal en pire, on me consulta : je vis une enfant bien développée, mais fort amaigrie ; ses pommettes sont toujours colorées, mais saillantes ; elle a perdu l'appétit, elle est très faible, le pouls est petit et fréquent, tout annonce un marasme commençant ; on me fait voir les dernières matières fécales, elles sont à peine de la consistance de purée molle et couvertes d'une assez grande quantité de sang rouge vermeil et sans glaires ; d'après ce premier examen, je jugeai qu'il s'agissait de tout autre chose que d'une dyssenterie ; je procédai donc de suite à l'examen local ; l'anus ne m'offrit aucune lésion ; mais ayant introduit l'indicateur dans le rectum, je reconnus la présence d'un corps dont je ne pus apprécier exactement le volume ; il était suspendu à l'aide d'un pédicule de cinq centimètres au moins et implanté de six à sept centimètres environ au-dessus de l'anus, autant que j'en pus juger par la portion du doigt que je fus obligé d'introduire ; les parents n'avaient point remarqué qu'aucun corps fît saillie au moment de la défécation, ce qu'ils attribuaient à la présence du sang qui empêchait de bien distinguer ; je leur recommandai donc de bien observer lorsque l'enfant vaquerait à l'expulsion des fèces, afin de constater la maladie par la vue, ce qui eut lieu ; après avoir ainsi constaté positivement la maladie, je résolus de faire la ligature de ce polype.

Je procédai à l'opération le 10 août; après avoir fait coucher la petite malade sur le ventre, je lui recommandai de faire des efforts, et je vis apparaître un corps rond, très rouge, du volume d'une noix, et charnu; lorsqu'il fut suffisamment saillant, je le saisis avec une érigne et l'attirai au dehors : il me parut de la consistance du foie et parfaitement semblable à celui que j'avais déjà observé; le pédicule était mou, grisâtre, assez semblable au pédicule d'un polype muqueux nasal, et du volume d'une petite plume; je le liai aussitôt à l'aide d'un fil ciré, et assez haut pour croire que tout le pédicule était compris, ce qui n'est pas très facile à distinguer, attendu que la muqueuse du rectum étant très laxe, suit le pédicule dans les efforts de traction; après la ligature, le polype rentra dans le rectum.

Le 11, je vis l'enfant : tout s'était bien passé, il n'y avait pas eu du tout de sang dans les selles : la petite malade ne souffrait nullement; je recommandai aux parents d'examiner chaque fois que l'enfant irait à la garderobe, afin de s'assurer de la sortie du polype, mais ils exécutèrent sans doute mal ma recommandation, car ils ne s'aperçurent nullement de l'expulsion de ce corps. Deux jours après, ayant de nouveau porté le doigt dans le rectum, je ne trouvai plus ni le polype ni la ligature, mais je reconnus qu'il existait quelques millimètres du pédicule; à partir de ce moment, la santé s'est parfaitement rétablie; l'enfant a repris de l'embonpoint, de l'appétit en quelques jours, et rien jusqu'ici ne fait présumer que la maladie ait de la tendance à se reproduire.

Obs. 3—Je fus consulté, au mois d'août 1842, par madame P...., blanchisseuse, pour son petit-fils, âgé de
trois ans ; ce jeune enfant est né à sept mois de terme ; il a été, malgré cela, toujours assez bien portant ; il
est vif, enjoué, doué d'un teint coloré, et très bien développé pour son âge ; en un mot, il porte les attributs
d'une forte constitution ; sa grand'mère me raconte que,
depuis deux mois au moins, cet enfant fait, chaque fois
qu'il va à la selle, du sang vermeil en petite quantité ; cet
écoulement de sang, que les parents prennent pour des
hémorrhoïdes, ne paraît pas l'avoir affaibli ; il a toujours
le teint bon et les fonctions normales ; elle me raconte
encore, spontanément et sans être interrogée sur ce
point, qu'on a remarqué que lorsque les matières fécales
sont d'une consistance ordinaire et d'une forme moulée,
on voit sur leur surface un sillon bien marqué.

En présence de ces deux signes, écoulement de sang
et sillon sur les matières, je pensai de suite qu'il était
question d'un polype, bien qu'on m'affirmât n'avoir remarqué aucun corps à l'extérieur, même pendant les efforts de la défécation ; pressé de vaquer à quelques occu-
pations, je n'explorai point le rectum par le toucher,
mais je recommandai bien d'examiner chaque fois que
l'enfant irait à la selle, pour voir si le polype ne ferait pas
saillie, me promettant bien, avant peu, de procéder au
toucher, ce que je n'eus pas le temps de faire ; car le sur-
lendemain, la mère monta chez moi tout effrayée, en me
disant qu'il venait de se détacher un *morceau de chair*
de l'anus de son fils, elle me montra un petit corps que
je reconnus aussitôt pour être un polype de la même nature que ceux que j'avais déjà rencontrés ; interrogée
pour savoir comment elle se l'était procuré, la mère me

répondit que l'enfant le lui avait porté lui-même dans sa main ; il ne survint au reste aucun accident consécutif, si ce n'est un peu de sang rendu dans les trois ou quatre selles qui suivirent l'extraction de cette production morbide.

L'examen minutieux auquel je me livrai, me fit reconnaître un corps absolument identique avec ceux des observations précédentes ; il était de la grosseur d'une cerise, d'un rouge foncé ; le pédicule s'était cassé juste à son insertion à la tumeur ; j'essayai vainement d'en séparer quelques lambeaux d'une membrane d'enveloppe, je n'y pus réussir ; ayant coupé le polype en deux, je reconnus qu'il était complètement charnu, plein, d'une consistance de chair et très rouge à l'intérieur ; l'examen que je fis de la coupe à l'aide d'une loupe, m'y fit reconnaître des vaisseaux capillaires injectés et d'une intrication impossible à suivre.

Je ne pus savoir positivement par quel mécanisme cette petite tumeur s'était détachée, car c'est en se réveillant que l'enfant le présenta à sa mère ; ce que l'on sait, c'est que le pédicule était court, puisque jamais les parents n'avaient vu saillir au dehors la tumeur à laquelle elle servait de support ; il est donc à présumer que le polype resté à l'anus a été fortement tiraillé et qu'il en est résulté la rupture du pédicule.

Voici maintenant l'analyse des trois autres cas qui m'ont été communiqués par mon confrère, M. Brun.

Obs. 4. — Le 29 juillet 1830, je fus consulté (c'est M. Brun qui parle) par madame R..., de Roullet, pour son fils, âgé de dix ans ; cet enfant, d'un tempérament éminemment lymphatique, était pâle et faible ; depuis

six mois sa mère observait des taches de sang à sa chemise, et deux ou trois fois elle avait observé à l'anus une
tumeur soi-disant hémorrhoïdale, qui sortait par les efforts que l'enfant faisait en allant à la selle, et rentrait ensuite spontanément; j'examinai l'anus et vis au bord gau-
che de son orifice un gonflement muqueux; les efforts que
je fis faire à l'enfant me firent découvrir une tumeur, et,
tirant légèrement à moi, je reconnus un polype très rond,
de la couleur et de la grosseur d'une cerise très mûre,
soutenue par un pédicule arrondi, de plus de quatorze millimètres de longueur, de la grosseur d'une plume
de pigeon,* et dont l'insertion se trouvait à environ vingt
millimètres au-dessus de l'orifice de l'anus; le lendemain
matin, j'en fis la ligature le plus haut possible, et d'un
coup de ciseaux j'enlevai la tumeur; il n'y eut pas une
goutte de sang répandu; mais le soir, l'enfant ayant fait
des efforts pour aller à la selle, il rendit beaucoup de
sang; il en coula même abondamment jusqu'à la nuit;
j'arrivai sur ces entrefaites, et j'arrêtai cette hémorrhagie
en tamponnant avec de la charpie et une compresse trempée dans l'eau de Rabel.

La tumeur et son pédicule étaient recouverts d'une
membrane muqueuse molle; le corps de la tumeur, qui
avait résisté légèrement au bistouri, montrait déjà une
organisation fibreuse très marquée.

Obs. 5. — Dans le mois d'avril 1832, je fus consulté
par madame P..., pour une tumeur rouge arrondie que
portait son fils à l'anus, et qui répandait une assez grande
quantité de sang toutes les fois que l'enfant allait à la
selle; cet enfant, âgé de douze ans, avait un tempéram-
ment lymphatique, le facies scrofuleux, et était extrême-

ment pâle; on avait toujours cru que cette tumeur était hémorrhoïdale; je l'examinai, elle était rouge, très mollasse, de la grosseur d'une grosse noix et insérée à la partie antérieure du rectum, à la hauteur de 12 à 14 millimètres, par un pédicule de même longueur; j'en fis immédiatement la ligature; trois jours après la tumeur était tombée sans qu'on ait su ce qu'elle était devenue; madame P... me dit qu'elle avait pris un accroissement considérable, était devenue douloureuse, noirâtre, qu'elle s'était ensuite affaissée et était sans doute tombée en allant à la selle.

Obs. 6.—Mademoiselle P..., âgée de sept ans, brune, d'une bonne constitution, vive et très spirituelle, faisait depuis quelques jours du sang en allant à la selle; sa mère, croyant que c'était la dyssenterie, me fit appeler le 11 décembre 1833; l'inspection du sang et des excréments m'ôta toute idée de dyssenterie; je demandai et j'obtins, non sans peine, l'inspection de l'anus; je reconnus aussitôt un polype de la grosseur d'une grosse cerise, très rouge, assez ferme, suspendu par un pédicule de 27 milllimètres au moins, et inséré très près de l'anus à la partie antérieure de son orifice; j'en fis la ligature sur-le-champ; après deux ou trois jours, il n'y avait plus de tumeur; on avait trouvé dans les draps de lit une substance noire comme de la chair putréfiée (1).

_____

(1) Depuis la présentation de ce mémoire, plusieurs autres faits sont venus à ma connaissance. J'en ai observé un, dans la commune de Saint-Michel, sur un enfant de quatorze ans. Les symptômes et le traitement n'ont présenté rien de particulier; la guérison a été complète et facile.

Un autre fait très intéressant m'a été communiqué par notre honorable

Description générale.

A l'aide de si peu de faits, il est sans doute difficile de décrire cette maladie envisagée sous tous ses côtés; cependant, dès à présent, il est certaines parties de la question que l'on peut traiter : c'est ce que nous allons faire.

Et d'abord, quelle est la nature de ces tumeurs? Elles ressemblent fort peu aux polypes décrits déjà par les auteurs sous les noms de polypes muqueux, fibreux, sarcomateux; elles réunissent des caractères fort différents. Dans toutes les observations que j'ai relatées, il s'agit d'une tumeur charnue, rouge, ressemblant à une cerise suspendue par sa queue. Mon confrère, M. Brun, dit avoir constaté une membrane muqueuse d'enveloppe; j'avoue n'avoir pas rencontré cette membrane. J'ajouterai même que c'est surtout à l'absence de l'épithelium muqueux que j'attribue les suintements sanguinolents, si constants et si persévérants, qu'on observe toujours dans cette maladie. La tumeur est semblable, comme je l'ai dit, à une grosse cerise rouge dépouillée de son épiderme, à la surface de laquelle vient sourdre tout le sang que perd l'enfant. Coupée en morceaux, j'ai trouvé cette production toute charnue d'une consistance variable; dans un cas, assez molle pour ne pouvoir supporter la faible pression des pinces; dans l'autre, assez résistante pour

---

confrère, M. Doche-Laquintane, de Champagne-Mouton. Il s'agit d'un enfant âgé de deux ans ; la tumeur avait le volume d'une noix, et a fini par se détacher spontanément, par suite du refus des parents de laisser pratiquer l'opération.

supporter des tractions d'une force moyenne, et ayant à peu près la dureté du foie. Du reste, nulle trace de vaisseaux visibles à l'œil nu ; rien de semblable à des fibres, la masse était compacte ; cependant, à l'aide d'une loupe, j'ai pu constater, dans notre troisième observation, quelques traces vasculaires ; mon confrère a signalé de son côté, dans l'observation quatrième, celle qui a rapport à l'une des maladies les plus anciennes, une disposition fibreuse très marquée ; au surplus, il n'y a pas de différence d'aspect dans les six cas que nous avons rapportés ; toujours il s'agit d'une tumeur globuleuse, d'un rouge de sang, variant entre la grosseur d'une cerise et celle d'une noix.

Les observations de M. Stoltz diffèrent beaucoup des nôtres sous le rapport anatomique, puisque, d'après ce médecin, les tumeurs qu'il a observées sont de nature muqueuse, formées par *la membrane muqueuse du rectum étranglée, boursouflée ;* celles de M. Stœber, cité par M. Stoltz, étaient formées par des *poches* à parois épaisses ; l'une contenait du sang, l'autre était libre.

Boyer rapporte, lui aussi, une observation de polype chez un enfant de quinze ans ; la tumeur avait le volume de deux poings et ressemblait à une fraise de veau ; elle était molle, fongueuse, marbrée ; le doigt introduit dans le rectum, rencontrait partout des végétations ; elle saignait facilement, et, après l'extirpation, elle repullula. Cette observation, comme on le voit, ne se rapproche point, elle non plus, des faits recueillis par M. Stoltz et par nous ; ainsi, anatomiquement parlant, cette maladie, chez les enfants, peut revêtir plusieurs formes et acquérir une gravité et un volume fort variés.

Les pédicules que nous avons observés étaient membra-

*

neux, lisses, mous, grisâtres, du volume d'une petite
plume ; ils m'avaient point d'apparence vasculaire, et leur
implantation avait lieu à des hauteurs variant entre quelques millimètres et six centimètres au-dessus de l'anus ;
ils étaient insensibles et doués d'une résistance médiocre ;
dans le premier cas même que nous avons observé, le pédicule ne put supporter l'effort de la ligature et se rompit
sans qu'il en soit résulté d'hémorrhagie consécutive ; cela
prouverait-il que le pédicule n'est pas vasculaire, et le
suintement sanguin qui accompagne si souvent cette maladie, ne serait-il produit que par le rectum irrité par la
présence du polype? C'était l'opinion que nous avions d'a-
bord conçue ; mais nous changeâmes complètement d'a-
vis, lorsqu'après la ligature du polype n° 2, nous ne vî-
mes plus sortir de sang, malgré la présence de la tumeur
dans l'intestin ; c'est aussi ce que remarqua mon collè-
gue, et du reste l'observation n° 3, où l'opération pratiquée par excision sur un pédicule de ce genre fut suivie
d'hémorrhagie grave, prouve, mieux que tous les raison-
nements, que c'est aux vaisseaux qui traversent le pédicule, que sont dus les suintements sanguinolents et les
hémorrhagies.

Ainsi, pour nous résumer sur le point anatomique, on
peut donc rapporter à trois variétés principales les tumeurs polypeuses observées jusqu'à ce jour dans l'enfance, savoir : tumeurs muqueuses, ce sont celles de
M. Stoltz ; tumeurs végétantes, tel est le cas de M. Boyer ;
enfin tumeurs charnues pédiculées, c'est le cas des observations que nous avons recueillies.

L'étiologie de cette affection nous paraît fort obscure.
Nous ne possédons peut-être pas assez de données sur
les antécédents des sujets. — Il serait fort important,

par exemple, de savoir s'ils avaient eu des affections du rectum, des diarrhées chroniques, des prolapsus. M. Stoltz, qui fait jouer un grand rôle à cette dernière cause, ne paraît pas lui-même l'avoir notée très exactement dans ses observations; quoi qu'il en soit, nous signalerons, chez les sujets que nous avons observés, que trois fois les cas ont rapport à des sujets pâles, débiles, lymphatiques, mais sans qu'on eût observé de prolapsus; trois fois aussi les sujets étaient doués d'une forte constitution. Le hasard ayant fait tomber M. Stoltz sur des cas de polypes muqueux, qui lui ont semblé formés par une sorte de pincement et d'allongement de la muqueuse, il a fait jouer un rôle exagéré au prolapsus; mais cette étiologie, vraie pour quelques cas, est évidemment inapplicable aux faits que nous venons de rapporter et à celui de Boyer, où constamment la tumeur avait une composition qui décelait un travail morbide particulier et dont l'organisation n'avait rien de commun avec les tumeurs formées aux dépens d'une membrane muqueuse. Au reste, l'implantation du polype dans un point élevé de plus de six centimètres de l'orifice anal, nous semble une raison qui contredit l'étiologie de M. Stoltz; ce n'est évidemment que dans les cas de tumeurs placées très près de l'anus, qu'on pourrait comprendre l'explication du médecin de Strasbourg, et alors on pourrait certainement refuser le nom de polype à ces tumeurs; cette question nous paraît donc encore, à certains égards, exiger de nouvelles observations.

Symptômes et Signes.

C'est ici , comme tout objet de médecine, un des
points les plus importants de l'histoire de la maladie,
puisque c'est à l'aide des données qu'elle fournit qu'on
parvient à reconnaître le mal ; or, dans tous les cas que
nous avons observés, on ne s'est aperçu de la maladie qu'à
une époque où déjà elle était assez avancée. C'est qu'en
effet les commencements de ces tumeurs sont fort obs-
curs ; la muqueuse rectale est douée de trop peu de sensi-
bilité pour qu'un corps d'un si petit volume y occasionne
une sensation quelconque. Les malades que j'ai eu occasion d'observer ne se sont plaints ni de ténesme ni de
poids ; c'est sans doute à la petitesse de la tumeur que l'on
doit l'absence de ces symptômes. On a souvent, dans les
livres, parlé d'un signe particulier chez les adultes : c'est
un sillon que laisserait le polype sur les matières fécales
moulées ; j'interrogeai les parents du sujet de notre n° 1 ,
qui n'avaient remarqué rien de semblable ; quant à notre
numéro 2, les selles étaient d'une consistance trop molle
pour pouvoir conserver d'empreinte, et je n'ai aucun ren-
séignement sur les autres ; mais dans notre observation
n° 3, où les matières étaient souvent moulées, les parents
de l'enfant me signalèrent spontanément ce caractère ;
cependant il me semble difficile de comprendre comment
les matières fécales exprimées violemment à travers la
filière de l'anus, peuvent conserver l'empreinte d'un corps
aussi mou. Au reste, ce n'est point à cet ordre de symptômes vulgairement appelés rationnels, qu'il faut demander un peu de certitude.

Le symptôme le plus constamment observé , c'est un

suintement, ou même un écoulement sanguin par l'anus;
les matières sont alors tachées et quelquefois baignées,
ramollies par du sang pur et rutilant, sans aucun mé-
lange de glaires; c'est là le premier signe; il peut durer
longtemps, puisque, dans le cas n° 2, il existait déjà
depuis un an.; dans le cas de notre n° 6, le malade per-
dait du sang depuis quelques jours seulement, et cependant la tumeur était déjà assez développée; ce cas prouve,
ainsi que nous l'avons dit plus haut, que cette affection
dure déjà depuis un certain temps quand elle donne les
premiers signes. Lorsque cet écoulement sanguin existe,
et surtout qu'il est déjà un peu ancien et qu'on ne peut
le rapporter raisonnablement à aucune lésion grave des
intestins; lorsqu'il n'est accompagné d'aucun symptôme
général, il est bon de s'informer près des parents si, lorsque le sujet va à la garde-robe, il ne paraît pas à l'orifice
de l'anus un corps rougeâtre; quelquefois les parents répondent affirmativement, et alors plus de doute, on possède *le corps de la maladie;* mais, dans le cas où l'on
n'aurait pas cette donnée, on peut l'acquérir en faisant
faire des efforts au malade; on parvient alors à faire saillir la tumeur; cependant je crois que l'absence de la tumeur à l'extérieur ne prouve pas absolument l'absence
d'un polype dans le rectum; car il peut se rencontrer le
cas où le pédicule de la tumeur étant fort court ou étant
implanté trop haut, ne pourra faire saillie à l'extérieur,
malgré tous les efforts; alors reste le meilleur moyen, le
toucher. C'est là l'exploration par excellence, celle qui
nous a permis de reconnaître positivement la maladie; c'est
avec son aide qu'on se fait une idée exacte de la tumeur,
de sa grosseur et de sa consistance, qu'on s'assure si elle
est unique ou multiple, quelle est la grandeur de son pé-

dicule et le lieu de son implantation; c'est donc au toucher qu'il faut avoir recours chaque fois qu'il existe un suintement de sang et lorsqu'on ne peut faire saillir la tumeur; c'est une légère opération qui ne présente aucune difficulté; nous l'avons pratiquée chez le sujet de notre observation n° 1, âgé seulement de trois ans, sans éprouver d'obstacle de l'étroitesse de l'anus, et sans provoquer de douleur chez le petit malade; cependant on peut concevoir encore le cas où un polype, donnant lieu à un écoulement sanguin, ne serait accessible ni à la vue ni au toucher; c'est le cas où un polype à pédicule court existerait au-dessus d'un point accessible au doigt; alors il ne resterait d'autre ressource pour s'assurer de la présence de la production morbide que d'avoir recours au *speculum ani*.

Pour résumer notre opinion, nous ne considérons comme symptômes pathognomoniques de l'affection en question, que le suintement sanguinolent et la présence d'un corps rougeâtre accessible à la vue ou au toucher dans le rectum.

Cette maladie, une fois qu'on est prévenu de son existence, ne peut guère laisser de place à l'erreur, pour peu qu'on soit attentif. Jetons toutefois un coup d'œil sur les affections avec lesquelles jusqu'ici les parents des enfants, plutôt que les praticiens, l'ont confondue. Ces maladies sont : la dyssenterie, la menstruation prématurée; les hémorrhoïdes; les chutes du rectum.

Il faut une distraction vraiment par trop forte pour s'en laisser imposer longtemps par cette maladie et la confondre avec une dyssenterie. Il existe, il est vrai, une excrétion de matières tachées de sang, quelquefois d'une consistance presque diarrhéique. Mais il n'existe ici ni matiè-

res glaireuses, ni douleurs abdominales, ni dérangement
dans l'appétit, ni fièvre, ni chaleur, rien en un mot de
ce qui constitue l'essence de l'affection dyssentérique, et
les traitements qu'on oppose à cette dernière affection,
ne font qu'empirer l'écoulement de sang, ce qui arriva à
notre sujet n° 2.

Il suffit d'avoir signalé la seconde cause d'erreur,
c'est-à-dire la menstruation prématurée ou l'écoulement
sanguin vaginal quelconque, pour savoir l'éviter; cette
erreur était commise par les parents de notre sujet numéro 2.

On conçoit plus facilement qu'on ait pu confondre cette
maladie avec les hémorrhoïdes. En effet, la présence
d'une tumeur à l'anus, avec écoulement de sang, peut
en imposer un instant; mais, pour peu qu'on examine
la tumeur de près, qu'on porte surtout le doigt dans
l'intestin et qu'on réfléchisse à l'âge du sujet, on s'aper-
cevra bien vite de l'erreur. Quant au prolapsus du rectum, il peut bien produire une tumeur de la couleur du
polype, mais il présente à son centre une ouverture par
où s'échappent les matières fécales, ce qui n'a pas lieu
dans le polype, où, au contraire, les fèces s'échappent
sur le côté de la tumeur. Ensuite, dans le prolapsus, on
trouve des plis rayonnés et une difficulté momentanée
dans la réduction de la tumeur, qui diffère totalement de
ce qui se passe dans le polype. C'est, du reste, lorsque
l'on est consulté pour ce que les parents croient être un
prolapsus du rectum, qu'il faut redoubler d'attention et
ne s'en rapporter qu'à ses yeux, car beaucoup de sujets
atteints de polypes du rectum étant d'une constitution
propice au relâchement de la muqueuse rectale, si l'on
s'abandonnait aux probabilités, on laisserait échapper

de véritables polypes, qu'un examen sérieux, et surtout le toucher, auraient fait reconnaître aisément.

Qu'adviendrait-il si ces tumeurs polypeuses étaient négligées et abandonnées à elles-mêmes? continueraient-elles à croître et à se développer dans de fortes proportions? Je l'ignore, mais je ne le pense pas; la plus volumineuse que nous ayons rencontrée avait la grosseur d'une noix, et il y avait déjà un an qu'elle occasionnait des pertes abondantes; la plupart des autres n'avaient que le volume d'une cerise. Il est donc à présumer qu'elles ne s'accroissent point d'une manière indéfinie. D'ailleurs ces tumeurs peuvent se détacher spontanément, et cela doit avoir lieu de plusieurs façons : 1° lorsque les matières fécales sont dures, d'une excrétion difficile, et poussent avec effort sur un polype à pédicule faible; 2° si le pédicule est court et ne permet pas habituellement l'issue du polype, mais que par suite de plus grands efforts de défécation ce corps vienne à s'engager dans l'orifice anal lorsque le rectum cessera d'être comprimé de haut en bas par l'abaissement du diaphragme, et reprendre sa longueur normale, le polype restant toujours retenu à l'anus par suite du resserrement des sphincters, il s'exercera nécessairement une tension considérable sur le pédicule, puisque cet appendice membraneux est plus court que la distance qui existe de son point d'implantation dans le rectum à l'orifice anal, et cette tension, qui est en raison directe de la différence de ces deux longueurs, deviendra telle, à un point donné, qu'elle sera supérieure à la force de résistance du pédicule polypeux et en déterminera la rupture; c'est ce qui arriva au sujet de notre troisième observation. Et ce qui doit faciliter cet évènement dans les deux cas ci-dessus, c'est que quelquefois le pédicule est si mou, qu'il ne peut supporter qu'une légère traction sans se rompre, et qu'une constriction médiocre à l'aide du fil ciré, en opère la section. Quoi qu'il en soit, c'est une maladie qu'il ne faut pas négliger, surtout lorsque les pertes de sang sont un peu abondantes, car on se rappelle que notre sujet n° 2, quoique d'une forte constitution, était pourtant arrivé à un état de maigreur considérable, que la fièvre hectique commençait à se déclarer, en un mot que le marasme était imminent, et qu'il a suffi de l'ablation de la tumeur pour faire disparaître tous ces accidents.

Traitement.

Le traitement employé ici a été des plus simples et des plus heureux, puisque, dans tous les cas, il a débarrassé les enfants de la maladie principale et des accidents accessoires. C'est à la ligature qu'on a eu recours avec ou sans section du pédicule. Rien n'est plus simple que la pratique de cette petite opération. On tache de se rencontrer lorsque le malade vient d'aller à la selle et que la tumeur fait saillie, où si l'on ne pouvait se trouver dans de pareilles circonstances, on fait coucher le petit malade sur le ventre en l'excitant à faire des efforts comme pour aller à la selle. Dans tous les cas, ces moyens ont suffi, et aussitôt la tumeur est venue saillir à l'extérieur. Alors on la saisit avec une petite érigne, ou plutôt une pincé-érigne, et on l'attire facilement au dehors. La muqueuse est si laxe à cet âge, qu'on peut, avec de légères tractions, faire sortir au dehors le pédicule de la tumeur. Du reste, lorsque le polype est ainsi tiré, il est assez difficile de bien distinguer où finit le pédicule, où la muqueuse commence, à cause de la couleur, qui est la même. Il faut faire quelque attention pourtant à ne pas trop comprendre la muqueuse dans la ligature, attendu que cela doit avoir des inconvénients. Aussitôt que la tumeur est à l'extérieur, on lie le pédicule avec un fil ciré. Il ne faut pas serrer trop fort, car on s'exposerait à couper le pédicule. Après avoir agi ainsi, faut-il faire remonter la tumeur ou couper le pédicule au - dessous de la ligature? Dans notre première observation, ainsi que dans plusieurs de M. Stoltz, on a fait l'excision simple au-dessous de la ligature, sans qu'il en soit résulté d'inconvénients. Cependant, je pense qu'on ne doit pas s'en autoriser pour agir toujours ainsi. Je crois au contraire qu'il est préférable de ne rien couper; ce parti est absolument sans inconvénient, tant que le polype est d'un petit volume, ce qui paraît du reste être dans la nature de ces tumeurs; on évite par là des accidents qui pourraient se terminer d'une manière funeste lorsqu'on n'y porte promptement secours. Qu'on se rappelle notre n° 4, et l'on comprendra qu'il est bon d'agir avec prudence. La tumeur, abandonnée à elle-même dans le rectum, est tombée du deuxième au troisième jour, car, passé ce terme, on ne la trouve plus par le toucher. Dans aucun des cas que nous avons rapportés, il n'y a eu ni douleurs pour le serrement du pédicule, ni accidents consécutifs à l'opération. Au contraire, tous les accidents, tels que les pertes de sang, les symptômes généraux, perte d'appétit, amaigrissement, etc., ont disparu promptement.

Après de pareils résultats, je ne puis guère comprendre que M. Stoltz ait pu rejeter la ligature simple, qui est, dit-il, *douloureuse* et *longue dans ses effets*, et qu'il

ait préféré l'excision. Les faits que nous avons rapportés
s'accordent mal, comme on le voit, avec l'opinion de ce
médecin. Cette opposition dans nos opinions ne peut
s'expliquer qu'en se reportant à ce que nous avons dit de
l'anatomie pathologique. En effet, en comparant le résultat de nos observations à celui de M. Stoltz, nous
trouvons la plus grande différence. Chez nous, ce sont
de véritables productions morbides accidentelles, suspen-
dues à un pédicule *insensible*, différant tout-à-fait de la
muqueuse. Dans tous les cas observés par M. Stoltz, il ne
s'agit pas de productions accidentelles, mais bien d'une
sorte de duplicature de la membrane du rectum étranglée
par les sphincters. J'avoue même qu'il me semble que
c'est à tort que M. Stoltz a rangé la maladie qu'il a dé-
crite parmi les polypes du rectum, puisque jusqu'à présent on n'a donné ce nom qu'à des productions accidentelles, développées par un travail pathogénique tout particulier, tandis que, dans les cas qu'il a décrits, il s'agit
d'un prolapsus partiel de la muqueuse rectale, devenu per-
manent par l'effet mécanique de la constriction de l'a-
nus. Cette manière d'envisager ces deux genres d'affections, nous rend aussi parfaitement compte de la douleur signalée par M. Stoltz, dans la pratique de la ligature
du polype, et de la longueur des effets de ce procédé.
C'est qu'alors, au lieu d'agir sur un pédicule inerte, il a
lié la membrane muqueuse du rectum, qui, recevant des
nerfs du système cérébro-spinal, doit être fort sensible à
ce genre de lésion.

Tout ne s'arrêterait pas là probablement pour quicon-
que voudrait faire l'histoire complète des polypes du rectum dans l'enfance, et pour preuve, il n'y aurait qu'à rap-
peler l'observation de Boyer avec son extirpation de la

tumeur rectale à l'aide du bistouri et des ciseaux. Mais nous renvoyons au procédé opératoire donné par cet admirable chirurgien, et nous bornons ici notre travail aux limites étroites de notre observation. Laissons les faits s'accumuler; plus tard, les matériaux ne feront pas défaut et permettront d'écrire l'histoire complète de l'affection sur laquelle nous appelons, dès à présent, l'attention des hommes de l'art.

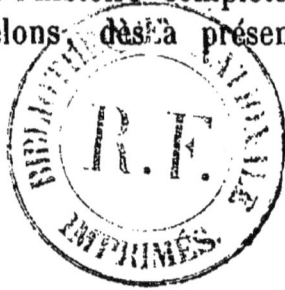

www.ingramcontent.com/pod-product-compliance
Lightning Source LLC
Chambersburg PA
CBHW070816210326
41520CB00011B/1975